Dietoterapia na prática:
receitas exclusivas para diferentes quadros clínicos

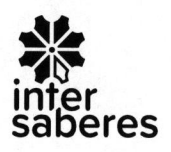

inter
saberes

Alisson David Silva
Ana Paula Garcia Fernandes dos Santos

Dietoterapia na prática:
receitas exclusivas para diferentes quadros clínicos

inter saberes

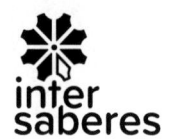

Rua Clara Vendramin, 58 . Mossunguê . CEP 81200-170
Curitiba . PR . Brasil . Fone: (41) 2106-4170
www.intersaberes.com . editora@intersaberes.com

Conselho editorial
Dr. Alexandre Coutinho Pagliarini
Drª Elena Godoy
Dr. Neri dos Santos
Mª Maria Lúcia Prado Sabatella

Editora-chefe
Lindsay Azambuja

Gerente editorial
Ariadne Nunes Wenger

Assistente editorial
Daniela Viroli Pereira Pinto

Preparação de originais
Natasha Saboredo

Edição de texto
Arte e Texto Edição e Revisão de Textos

Capa
Charles L. da Silva (*design*)
Civil, Cora Mueller e Pixel-Shot/
Shutterstock (imagens)

Projeto gráfico
Charles L. da Silva (*design*)
Iryn/Shutterstock (imagem)

Diagramação
Regiane Rosa

***Designer* responsável**
Charles L. da Silva

Iconografia
Regina Claudia Cruz Prestes
Sandra Lopis da Silveira

Dados Internacionais de Catalogação na Publicação (CIP)
(Câmara Brasileira do Livro, SP, Brasil)

Silva, Alisson David
  Dietoterapia na prática : receitas exclusivas para diferentes quadros clínicos / Alisson David Silva, Ana Paula Garcia Fernandes dos Santos. -- Curitiba, PR : InterSaberes, 2025.

  Bibliografia.
  ISBN 978-85-227-0894-9

  1. Dieta na doença 2. Dietoterapia 3. Receitas (Culinária) I. Santos, Ana Paula Garcia Fernandes dos. II. Título.

24-232539
CDD-615.854

Índices para catálogo sistemático:
1. Dietoterapia   615.854

Cibele Maria Dias - Bibliotecária - CRB-8/9427

1ª edição, 2025.
Foi feito o depósito legal.
Informamos que é de inteira responsabilidade dos autores a emissão de conceitos.
Nenhuma parte desta publicação poderá ser reproduzida por qualquer meio ou forma sem a prévia autorização da Editora InterSaberes.
A violação dos direitos autorais é crime estabelecido na Lei n. 9.610/1998 e punido pelo art. 184 do Código Penal.

Sumário

Apresentação, 7
Como aproveitar ao máximo este livro, 9

Capítulo 1
Desnutrição, 13

1.1 Palavra do nutricionista, 15
1.2 Características da dieta de um paciente desnutrido, 16
1.3 Palavra do *chef*, 18
1.4 Receitas para pacientes com desnutrição, 22

Capítulo 2
Disfagia, 33

2.1 Palavra do nutricionista, 35
2.2 Como é realizado o tratamento da disfagia, 36
2.3 Palavra do *chef*, 37
2.4 Receitas para pacientes com disfagia, 39

Capítulo 3
Dislipidemias, 51

3.1 Palavra do nutricionista, 53
3.2 Como é realizado o tratamento das dislipidemias, 54
3.3 Palavra do *chef*, 56
3.4 Receitas para pacientes com dislipidemias, 59

Capítulo 4
Diabetes, 73

4.1 Palavra do nutricionista, **75**
4.2 Alimentação no tratamento de diabetes, **78**
4.3 Palavra do *chef*, **82**
4.4 Receitas para pacientes diabéticos, **83**

Capítulo 5
Doenças renais, 95

5.1 Palavra do nutricionista, **97**
5.2 Terapia nutricional para indivíduos com doença renal, **99**
5.3 Palavra do *chef*, **101**
5.4 Receitas para pacientes com doença renal, **104**

Considerações finais, **117**
Lista de siglas, **119**
Referências, **121**
Sobre os autores, **125**

Apresentação

É praticamente impossível dissociar a área de nutrição da de gastronomia. Diante desse contexto, percebemos a necessidade de uma obra que unisse esses dois campos do conhecimento, de modo a explorar a fisiopatologia e os conceitos nutricionais das diferentes enfermidades, além de elucidar técnicas culinárias e receitas indicadas para cada diagnóstico. Tendo em vista esse objetivo, estruturamos este livro em cinco capítulos.

No Capítulo 1, trataremos da desnutrição. Nele, indicaremos os principais conceitos envolvidos no diagnóstico dessa condição, a terapia nutricional recomendada e de que forma podemos utilizar a gastronomia para transformar o plano alimentar indicado em receitas atrativas e harmônicas. As preparações listadas neste capítulo podem ser utilizadas tanto no âmbito hospitalar quanto em domicílio. Além disso, abordaremos os suplementos caseiros e de que modo podemos aumentar o teor de proteínas e calorias das refeições.

No Capítulo 2, explicaremos o que é disfagia. Caracterizada pela dificuldade de deglutição, a disfagia é uma condição que apresenta inúmeras implicações negativas aos indivíduos, prejudicando o consumo alimentar e aumentando o risco de desnutrição e demais comorbidades. Assim, neste capítulo, além de abordarmos os aspectos fisiopatológicos, demonstraremos as consistências indicadas para cada caso, como tornar as refeições apetitosas e dicas de decoração e finalização de pratos com a consistência modificada.

No Capítulo 3, elucidaremos o que são as dislipidemias, ou seja, a presença de níveis elevados de lipídios na corrente sanguínea. Esse grupo de doenças tem exigido maior atenção nas últimas décadas, visto que representa uma das principais causas de morte no mundo. Neste capítulo, examinaremos os fatores de risco, quais são as principais formas de manifestação da doença, bem como orientaremos sobre receitas saudáveis e equilibradas para esses indivíduos. Além disso, discorreremos sobre temperos naturais e a diferenciação dos tipos de gordura que podem ser utilizados na cozinha.

No Capítulo 4, analisaremos um assunto de extrema importância: o diabetes. Considerada uma doença crônica proveniente do aumento da glicose sanguínea, o diabetes tem relação íntima com a gastronomia. Neste capítulo, apresentaremos os alimentos preferíveis e evitáveis nesse diagnóstico, ensinaremos como utilizar as fibras alimentares em receitas diversas e demonstraremos de que maneira podemos contribuir no manejo da doença mediante o ato de cozinhar.

Por fim, no Capítulo 5, apresentaremos as doenças renais e suas implicações. Primeiramente, daremos uma breve explicação sobre os tipos de doenças renais, seus sintomas e manejo clínico. Na sequência, trataremos da terapia nutricional para os indivíduos que sofrem dessas enfermidades e demonstraremos como a nutrição pode aumentar sua qualidade de vida. Para finalizar, detalharemos algumas receitas indicadas para essa condição e apresentaremos técnicas da gastronomia que podem ser utilizadas.

Esperamos que este livro sirva como ferramenta essencial de estudo e trabalho e que, com ele, você se aprofunde nos temas de estudo propostos.

Boa leitura!

Como aproveitar ao máximo este livro

Empregamos nesta obra recursos que visam enriquecer seu aprendizado, facilitar a compreensão dos conteúdos e tornar a leitura mais dinâmica. Conheça a seguir cada uma dessas ferramentas e saiba como estão distribuídas no decorrer deste livro para bem aproveitá-las.

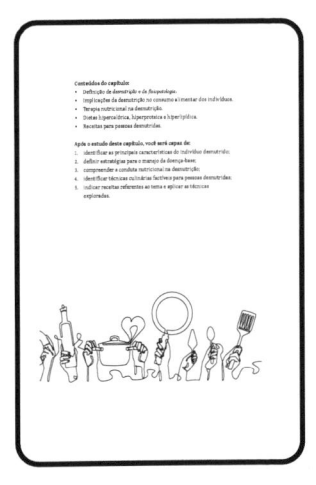

Conteúdos do capítulo:

Logo na abertura do capítulo, relacionamos os conteúdos que nele serão abordados.

Após o estudo deste capítulo, você será capaz de:

Antes de iniciarmos nossa abordagem, listamos as habilidades trabalhadas no capítulo e os conhecimentos que você assimilará no decorrer do texto.

Para saber mais

Sugerimos a leitura de diferentes conteúdos digitais e impressos para que você aprofunde sua aprendizagem e siga buscando conhecimento.

Importante!

Algumas das informações centrais para a compreensão da obra aparecem nesta seção. Aproveite para refletir sobre os conteúdos apresentados.

Preste atenção!

Apresentamos informações complementares a respeito do assunto que está sendo tratado.

Perguntas & respostas

Nesta seção, respondemos às dúvidas frequentes relacionadas aos conteúdos do capítulo.

O que é?

Nesta seção, destacamos definições e conceitos elementares para a compreensão dos tópicos do capítulo.

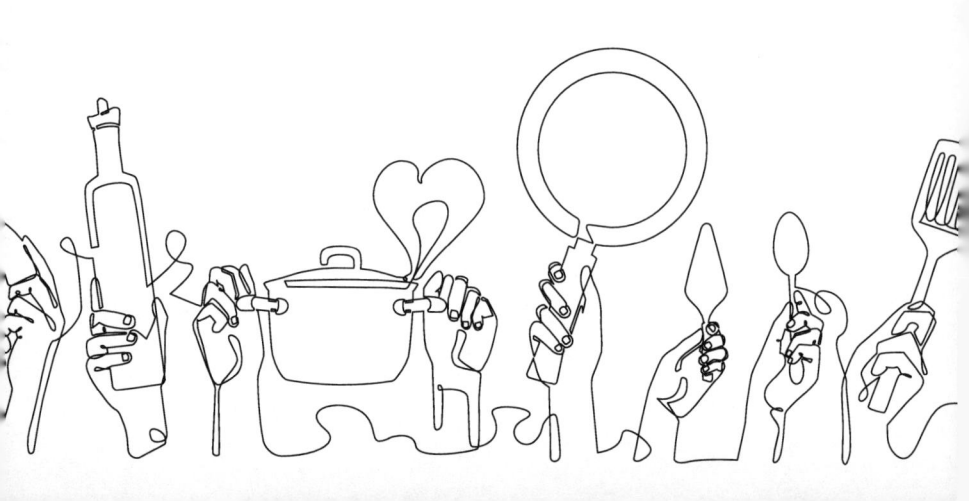

Capítulo 1
Desnutrição

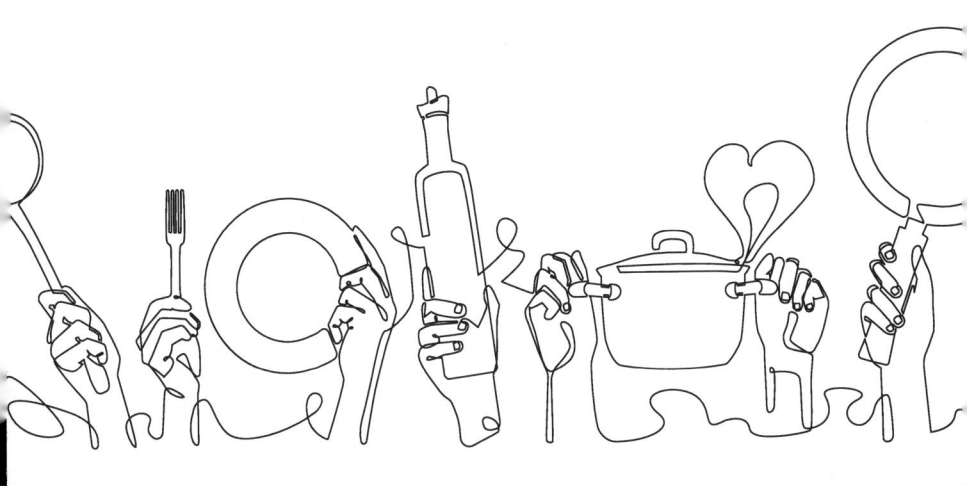

Conteúdos do capítulo:
- Definição de *desnutrição* e de *fisiopatologia*.
- Implicações da desnutrição no consumo alimentar dos indivíduos.
- Terapia nutricional na desnutrição.
- Dietas hipercalórica, hiperproteica e hiperlipídica.
- Receitas para pessoas desnutridas.

Após o estudo deste capítulo, você será capaz de:
1. identificar as principais características do indivíduo desnutrido;
2. definir estratégias para o manejo da doença-base;
3. compreender a conduta nutricional na desnutrição;
4. identificar técnicas culinárias factíveis para pessoas desnutridas;
5. indicar receitas referentes ao tema e aplicar as técnicas exploradas.

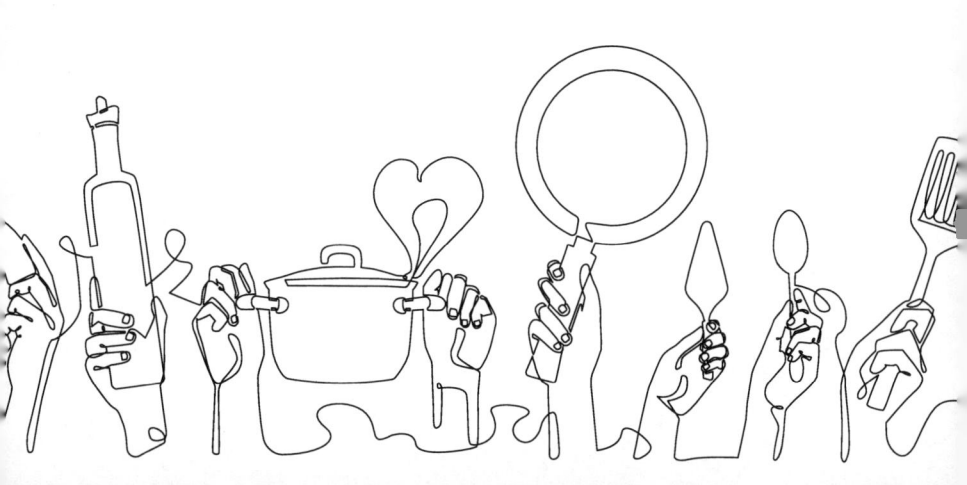

1.1 Palavra do nutricionista

A desnutrição é um dos quadros de saúde que mais exige atenção, em virtude de suas graves implicações no prognóstico do ser humano. Caracterizada pela falta de nutrientes essenciais ao organismo, sua etiologia pode ser multifatorial, incluindo consumo alimentar inadequado, dificuldade de acesso a alimentos seguros, doenças crônicas e catabólicas e condições socioeconômicas. No que se refere a esse último fator, é importante destacar que a desnutrição é uma das adequações nutricionais mais frequentes em grupos vulneráveis. Quando manifestada na infância, essa condição interfere negativamente no crescimento e no desenvolvimento adequado, podendo, inclusive, resultar em morte precoce (Silveira; Padilha; Frota, 2020).

> **Para saber mais**
> Confira a campanha "Diga não à desnutrição", criada pela Sociedade Brasileira de Nutrição Parenteral e Enteral (Braspen), que tem como objetivo divulgar os problemas causados pela desnutrição hospitalar.
>
> BRASPEN – Sociedade Brasileira de Nutrição Parenteral e Enteral. **Diga não à desnutrição**. Disponível em: <https://www.diganaoadesnutricao.org/>. Acesso em: 13 set. 2023.

É importante salientar que existem diferentes tipos de desnutrição, sendo os mais comuns o energético-proteico e o de micronutrientes. A desnutrição é classificada considerando-se sua intensidade, sua duração e seu tipo. A intensidade define a gravidade; a duração determina se o quadro é agudo ou crônico; e o tipo identifica a origem da deficiência. Quando nos referimos à desnutrição energético-proteica, estamos tratando de uma condição em que o corpo não recebe quantidades adequadas de energia e proteínas, causando perda de peso, fraqueza muscular, retardo no crescimento e no desenvolvimento e aumento do risco de infecções. Já a desnutrição de micronutrientes ocorre quando o corpo não recebe quantidades suficientes de vitaminas e minerais, como ferro, zinco, vitamina A e iodo, causando problemas de saúde como anemia, cegueira noturna, comprometimento do sistema imunológico e retardo cognitivo (Menezes Filho et al., 2022).

Entre as principais implicações negativas ocasionadas pela desnutrição, destacam-se: distúrbios digestivos, doenças cardiovasculares, fraqueza óssea e problemas de pele. Além disso, na fase adulta, a repercussão atinge a capacidade de trabalho, aumenta a morbidade e a mortalidade (Silveira; Padilha; Frota, 2020).

1.2 Características da dieta de um paciente desnutrido

A intervenção nutricional no paciente desnutrido tem como objetivo recuperar a função celular, restabelecer os estoques de massa magra e massa gorda, repor a perda tissular e evitar a síndrome de realimentação. A dieta para esse paciente deve ser cuidadosamente planejada para fornecer todos os nutrientes necessários para reverter a desnutrição e restaurar sua saúde.

O plano alimentar deve ser personalizado para atender às necessidades específicas do paciente, levando em consideração aspectos como estado de saúde, idade, sexo e nível de atividade física. Geralmente, a dieta prescrita para um paciente desnutrido é hipercalórica, hiperlipídica e hiperproteica, a fim de restabelecer seu estado nutricional. Assim, o plano alimentar é composto por alimentos de alta qualidade nutricional, como frutas, legumes, grãos integrais, proteínas magras – como frango, peixes, ovos e leguminosas – e gorduras saudáveis – como azeite de oliva e abacate (Brasil, 2016).

O objetivo da terapia nutricional (TN) é suprir as necessidades de macro e de micronutrientes de um indivíduo. Quando as necessidades de energia não são supridas, o organismo utiliza as suas reservas, como o tecido muscular, o que aumenta o risco da desnutrição. Por outro lado, o excesso de aporte de nutrientes pode sobrecarregar órgãos e sistemas, sendo, também, prejudicial ao organismo. (Braspen; SBCM; Asbran, 2011, p. 3)

É recomendado que a dieta seja fracionada em um maior número de refeições ao longo do dia, de modo a garantir que o paciente receba nutrientes e calorias suficientes para se recuperar do quadro de desnutrição. Além disso, é importante que beba bastante água para evitar a desidratação e absorver adequadamente os nutrientes. Além de fornecer nutrientes e calorias adequados, a dieta para um paciente desnutrido deve ser fácil de digerir e absorver. Isso significa que alimentos que possam causar desconforto digestivo, como aqueles muito gordurosos ou com alto teor de fibras, devem ser evitados ou consumidos com moderação.

O que é?

A **dieta hipercalórica** é caracterizada por uma ingestão elevada de calorias, geralmente acima das necessidades diárias do indivíduo. Essa dieta é baseada em alimentos ricos em carboidratos, proteínas e gorduras, como massas, pães, arroz, carnes, leite e derivados, além de alimentos com alto teor calórico, como óleos e açúcares.

Já a **dieta hiperproteica**, como o nome sugere, é caracterizada por uma ingestão elevada de proteínas. Isso é feito mediante o consumo de alimentos ricos em proteínas, como carnes, ovos, leite e derivados, além de suplementos proteicos.

A **dieta hiperlipídica**, por sua vez, é caracterizada por uma ingestão elevada de gorduras, principalmente as gorduras saudáveis, como as encontradas no azeite de oliva, no abacate, nas nozes e em peixes gordurosos. Essa dieta pode ser indicada em casos de desnutrição grave, em que o paciente precisa de uma fonte adicional de energia.

1.3 Palavra do *chef*

Do ponto de vista gastronômico, existem muitos ingredientes que podem ser adicionados às receitas para aumentar a ingestão de calorias, lipídios e proteínas. Confira a seguir algumas sugestões.

Castanhas e sementes

São alimentos ricos em gorduras saudáveis e proteínas, além de serem bastante calóricos. Podem ser adicionados em saladas e pratos quentes ou usados como lanches entre as refeições. As sementes de girassol e abóbora, chia e linhaça, por exemplo, também podem ser incorporadas às refeições, pois são fonte de proteína, gorduras saudáveis e fibras. Podem ser adicionadas em *smoothies*, saladas, cereais ou pães.

Abacate

Rico em gorduras saudáveis, o abacate pode ser colocado em saladas, sanduíches e *smoothies* para aumentar as calorias e os nutrientes da receita. Pode ser utilizado tanto em receitas salgadas quanto doces. Nossa dica é colocá-lo em camada em *toasts* e caprichar nas sementes como decoração.

Figura 1.1 - *Toasts* com abacate

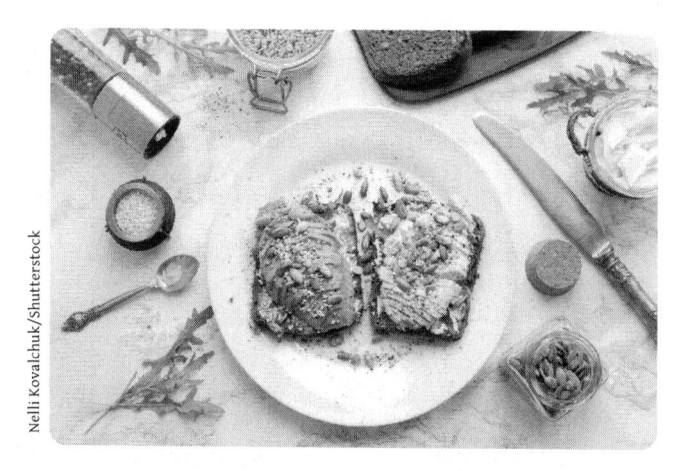

Leite e derivados

Leite, iogurte e queijos são fontes de proteína e cálcio, além de serem calóricos. Eles podem ser usados em receitas de bolos, tortas, molhos e sopas. Nossa dica é incluir leite em pó em molhos, vitaminas e sucos para potencializar o aporte calórico e proteico.

Leguminosas

Feijões, lentilhas, grão-de-bico e ervilhas são ricos em proteína, fibras e carboidratos complexos. Podem ser adicionados em saladas, sopas e molhos ou preparados como hambúrgueres vegetarianos e veganos.

Não se esqueça de preparar corretamente sua leguminosa, lavando-a em água corrente, escorrendo e deixando de molho por até 12 horas. Posteriormente, descarte a troca de água, realizando o remolho.

Proteína animal

Carnes, ovos e peixes são fontes de proteína e gordura saudável. Podem ser adicionados em saladas, arroz, macarrão e legumes para aumentar a quantidade de proteína e calorias. Nossa dica é intercalar as opções ao longo da semana, de modo a tornar a dieta mais variada e equilibrada.

Figura 1.2 - Alimentos de origem animal: ovos, leite, manteiga, queijo, carne bovina, frango, peixe e frutos do mar

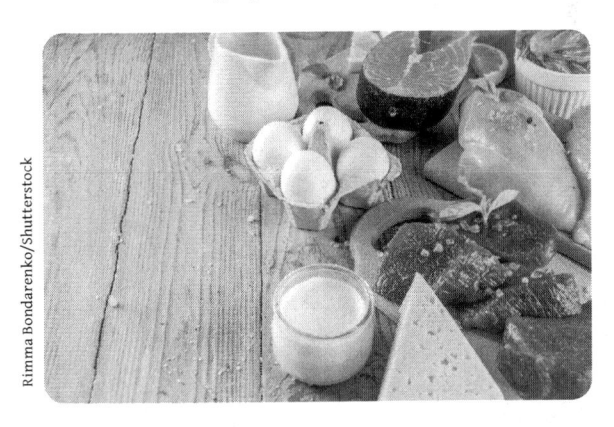

É importante ressaltar que suplementar as refeições utilizando ingredientes caseiros é uma maneira econômica e saudável de obter nutrientes adicionais na dieta, conforme demonstramos nas dicas a seguir.

Batido de proteína caseiro
Pode ser preparado com leite, iogurte, frutas e uma fonte de proteína em pó, como Whey Protein. Basta misturar todos os ingredientes no liquidificador e beber como um lanche ou complemento para uma refeição.

Adição de ovos em receitas
Os ovos são uma excelente fonte de proteína e podem ser adicionados a receitas de panquecas, bolos e tortas para aumentar a quantidade de proteína. Basta adicionar um ou dois ovos à massa antes de assar.

Figura 1.3 - Exemplos de variedades no consumo de ovos

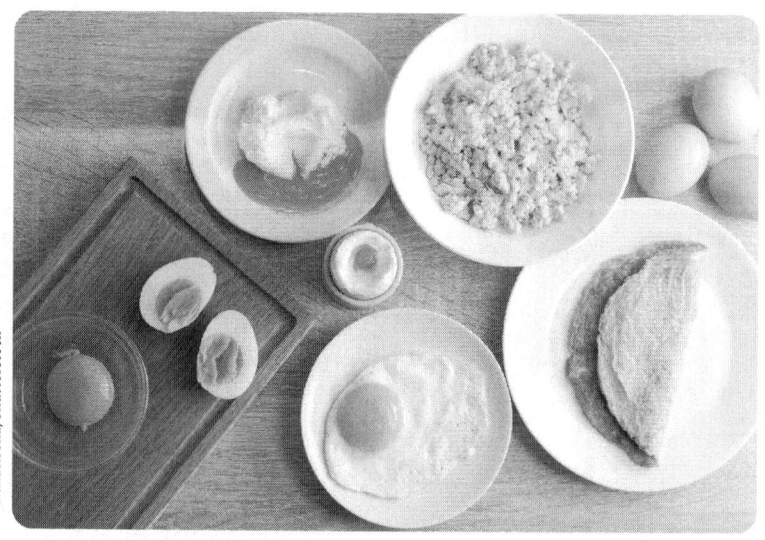

Lenasirena/Shutterstock

Adição de oleaginosas em receitas

Castanhas, nozes e amêndoas são fontes de proteína e gorduras saudáveis e podem ser adicionadas a receitas de bolos, pães e sobremesas ou consumidas como um lanche. Uma dica é preparar uma deliciosa granola salgada para acompanhar as preparações.

Figura 1.4 - Salada com adição de nozes

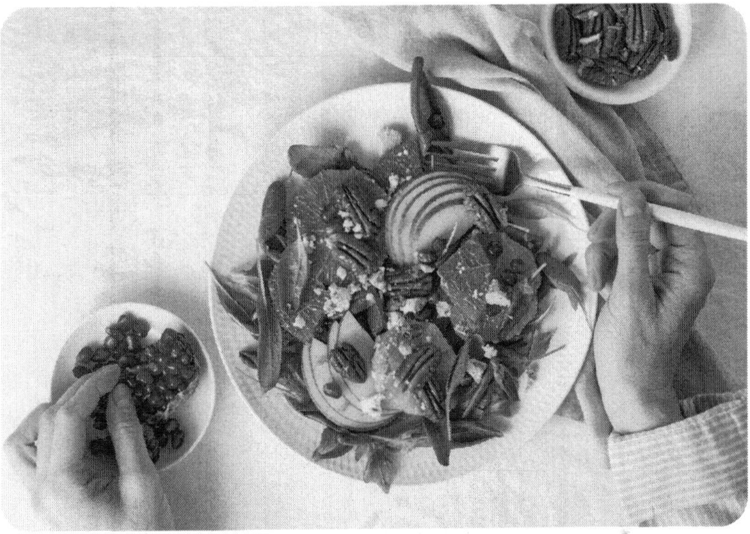

Nata Bene/Shutterstock

Adição de vegetais verdes em receitas

Vegetais verdes, como espinafre, couve e rúcula, são ricos em nutrientes, incluindo ferro, cálcio e vitamina C. Eles podem ser adicionados a receitas de *smoothies*, omeletes, sopas e saladas para aumentar a quantidade de nutrientes.

1.4 Receitas para pacientes com desnutrição

Conforme mencionamos, ao se criar receitas para pacientes desnutridos, é fundamental fornecer refeições ricas em calorias e proteínas, com ampla variedade de nutrientes, como vitaminas e minerais. No entanto, é preciso evitar o excesso de gorduras saturadas e de açúcares refinados, bem como adaptar a consistência dos alimentos para facilitar a mastigação e a deglutição. Ressaltamos que as porções devem ser adequadas às necessidades individuais do paciente.

A seguir, apresentamos algumas receitas para pacientes com desnutrição.

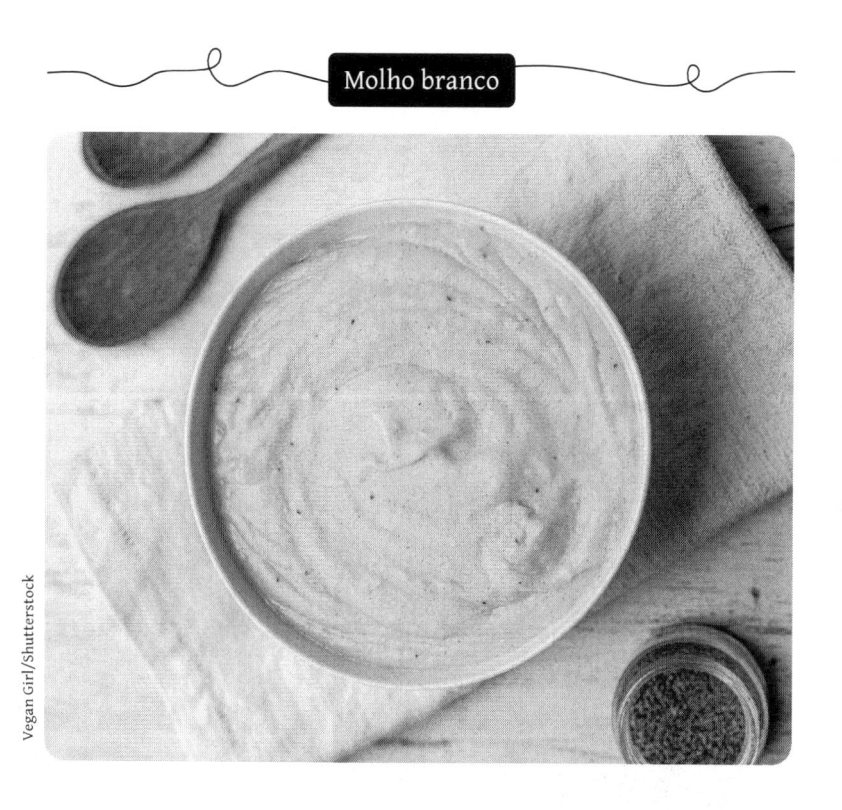

Molho branco

Rendimento

10 porções

Ingredientes

- 4 talos de couve-flor previamente cozidos
- 2 ½ colheres de sopa de manteiga
- 2 ½ colheres de sopa de farinha de trigo
- 4 xícaras de chá de leite integral

Modo de preparo

- Inicie a manipulação aquecendo o leite integral. Após fervura, reserve-o.
- Em outra panela, derreta a manteiga e acrescente a farinha, mexendo sem parar até formar uma massa homogênea.
- Adicione aos poucos o leite que estava reservado, mexendo vigorosamente e incorporando à massa da farinha.
- Acrescente os talos cozidos de couve-flor.
- Para deixar o molho ainda mais especial, você pode acrescentar temperos a gosto, como a noz-moscada.
- Bata o molho no liquidificador ou em um *mixer* e coe.

Valores nutricionais do molho branco (porção de 100 g)

Calorias	115,8 kcal	Ferro	0,25 mg	Vitamina A (retinol)	82,73 mcg
Proteína	3,12 g	Potássio	146,42 mg	Vitamina B1 (tiamina)	0,06 mg
Carboidratos	5,81 g	Cálcio	95,84 mg	Vitamina B2 (riboflavina)	0,15 mg
Lipídios	9,13 g	Selênio	3,14 mcg	Vitamina B12 (cobalamina)	0,45 mcg
Fibra	0,36 g	Zinco	0,40 mg	Vitamina C (ácido ascórbico)	7,25 mg
Sódio	94,11 mg	Magnésio	10,38 mg	Vitamina E (tocoferol)	0,15 mg

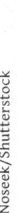

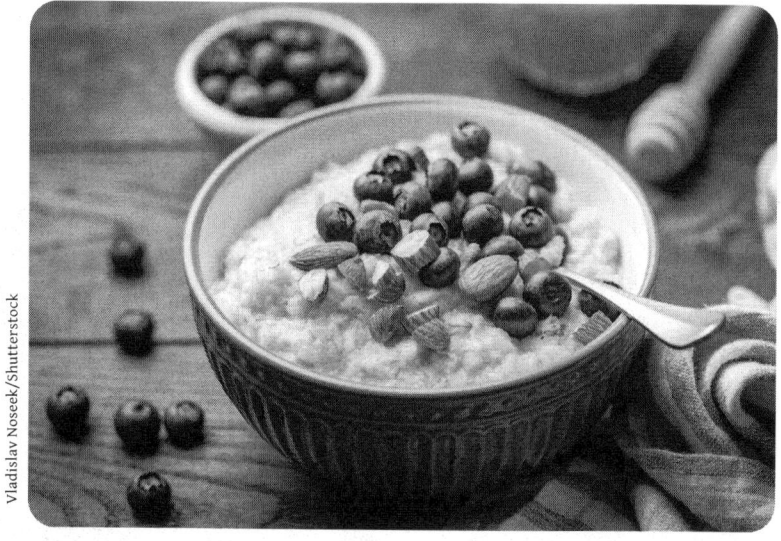

Mingau de aveia

Rendimento
- 2 porções

Ingredientes
- 1 canela em pau
- 4 colheres de sopa de aveia (de preferência em flocos)
- 1 colher de sopa de açúcar mascavo
- 2 xícaras de chá de leite integral
- 3 bananas-pratas (precisam estar bem verdes)
- Mel a gosto

Modo de preparo

1. Descasque as bananas e, em um *bowl*, amasse-as com um garfo e reserve.
2. Em uma panela, misture todos os ingredientes e leve ao fogo baixo, mexendo sem parar. Realize esse movimento até a receita ficar com a consistência adequada.
3. Retire a canela em pau e sirva ainda quente.
4. Você poderá polvilhar canela em pó, adicionar fios de mel ou, até mesmo, incluir coco ralado, de acordo com sua preferência.

Valores nutricionais do mingau de aveia (porção de 370 g)

Calorias	486 kcal	Ferro	2,97 mg	Vitamina A (retinol)	240 mcg
Proteína	11,55 g	Potássio	625,73 mg	Vitamina B1 (tiamina)	0,64 mg
Carboidratos	97,18 g	Cálcio	172 mg	Vitamina B2 (riboflavina)	0,55 mg
Lipídios	8 g	Selênio	10,28 mcg	Vitamina B12 (cobalamina)	*
Fibra	6,24 g	Zinco	1,15 mg	Vitamina C (ácido ascórbico)	47,43 mg
Sódio	155,16 mg	Magnésio	83,20 mg	Vitamina E (tocoferol)	3,22 mg

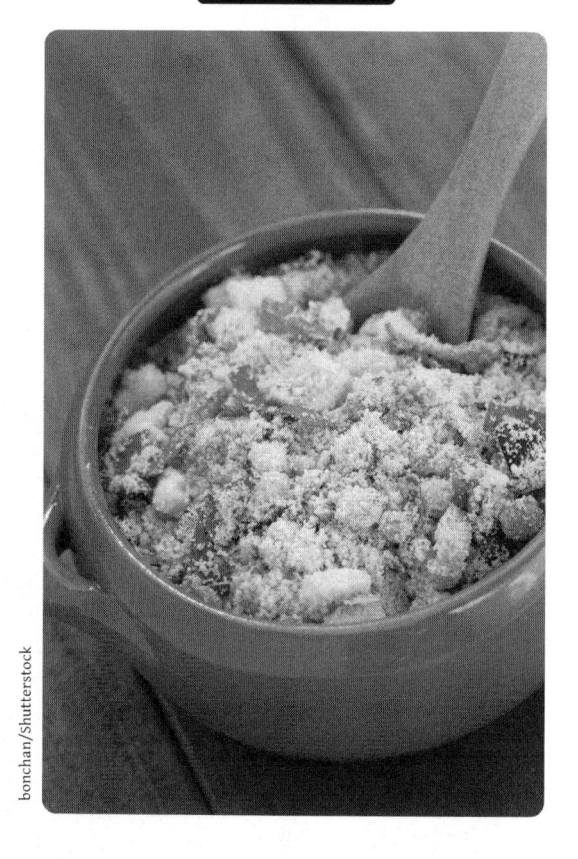

Farofa colorida

Rendimento
- 4 porções

Ingredientes
- 2 e ½ colheres de sopa de manteiga
- 1 banana-prata picada
- 50 g de castanhas picadas
- 2 xícaras de chá de farinha láctea
- 2 colheres de sopa de ervas frescas picadas

Modo de preparo

1. Em uma frigideira, derreta a manteiga e refogue a banana já picada com as castanhas.
2. Adicione a farinha láctea e misture na frigideira até que a farinha comece a dourar e atingir a consistência adequada.
3. Acrescente as ervas frescas e tempere a gosto. Sirva ainda quente.

Valores nutricionais da farofa colorida (porção de 120 g)

Calorias	467,50 kcal	Ferro	4,65 mg	Vitamina A (retinol)	134 mcg
Proteína	8,53 g	Potássio	161,17 mg	Vitamina B1 (tiamina)	0,12 mg
Carboidratos	45,18 g	Cálcio	167 mg	Vitamina B2 (riboflavina)	0,5 mg
Lipídios	28,43 g	Selênio	370 mcg	Vitamina B12 (cobalamina)	*
Fibra	4,34 g	Zinco	0,63 mg	Vitamina C (ácido ascórbico)	4,94 mg
Sódio	178,41 mg	Magnésio	35 mg	Vitamina E (tocoferol)	1,42 mg

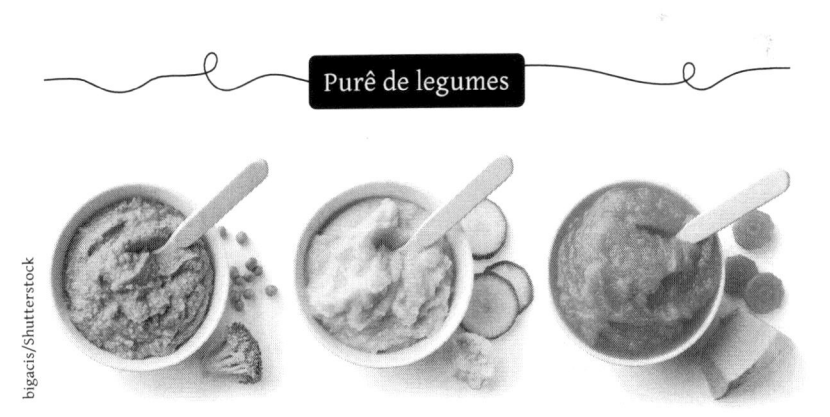

Purê de legumes

Rendimento

- 2 porções

Ingredientes

- 100 g de abóbora de pescoço
- 60 ml de suplemento nutricional a base de lipídios sem sabor
- 100 g de batata inglesa
- 100 g de cenoura
- 50 g de beterraba
- Salsa e sal a gosto

Modo de preparo

1. Cozinhe a beterraba, a cenoura, a abóbora e a batata até que fiquem macias.
2. Em um recipiente, amasse os legumes e misture bem.
3. Acrescente o suplemento nutricional, o sal e a salsa. Sirva a seguir.

Valores nutricionais do purê de legumes (porção de 200 g)

Calorias	334,63 kcal	Ferro	1 mg	Vitamina A (retinol)	1.407 mcg
Proteína	1,88 g	Potássio	433,71 mg	Vitamina B1 (tiamina)	0,10 mg
Carboidratos	15,96 g	Cálcio	27 mg	Vitamina B2 (riboflavina)	0,8 mg
Lipídios	30 g	Selênio	0,75 mcg	Vitamina B12 (cobalamina)	*
Fibra	2,94 g	Zinco	0,40 mg	Vitamina C (ácido ascórbico)	9,78 mg
Sódio	39 mg	Magnésio	20,46 mg	Vitamina E (tocoferol)	5 mg

Panqueca doce

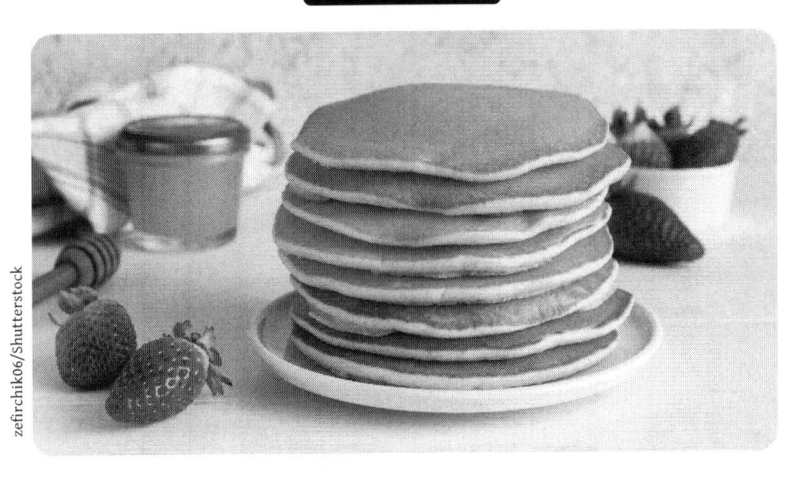

Rendimento
- 4 porções

Ingredientes
- 2 xícaras de chá de farinha de trigo
- 2 colheres de sopa de açúcar mascavo
- 2 ovos inteiros
- 2 colheres de sopa de manteiga
- 2 colheres de chá de fermento em pó
- 1 pitada de sal
- 1 pitada de canela
- 1 xícara de chá de leite integral

Modo de preparo
1. Em um *bowl*, misture todos os ingredientes secos, exceto o fermento.
2. Em seguida, adicione os ovos, o leite e a manteiga já derretida. Mexa até obter uma massa homogênea.

3. Reserve a massa por aproximadamente 5 minutos e adicione o fermento. Misture lentamente e reserve.
4. Em uma frigideira antiaderente previamente aquecida, disponha a massa em discos e vire-as até que os dois lados estejam dourados.
5. Você pode utilizar mel, coco em lascas, geleia e patês como cobertura.

Valores nutricionais da panqueca doce (porção de 75 g)

Calorias	337,60 kcal	Ferro	1,07 mg	Vitamina A (retinol)	78,20 mcg
Proteína	7,53 g	Potássio	61,17 mg	Vitamina B1 (tiamina)	0,11 mg
Carboidratos	44,72 g	Cálcio	48,43 mg	Vitamina B2 (riboflavina)	0,22 mg
Lipídios	14 g	Selênio	5,6 mcg	Vitamina B12 (cobalamina)	0,2 mcg
Fibra	0,8 g	Zinco	0,26 mg	Vitamina C (ácido ascórbico)	3,6 mg

Macarrão com brócolis e ervilhas

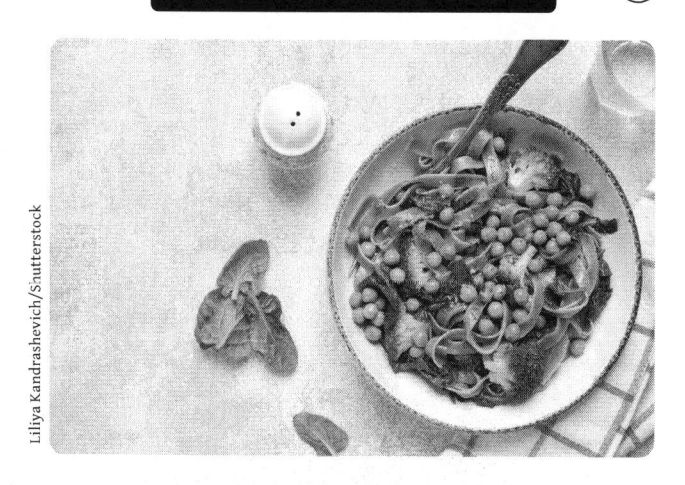

Liliya Kandrashevich/Shutterstock

Rendimento

- 2 porções

Ingredientes

- 140 g de macarrão de sua preferência
- 100 g de espinafre
- 30 g de ervilha
- 200 g de brócolis em ramas
- 50 g de manteiga
- ¾ de xícara de chá de leite integral
- 100 g de queijo parmesão ralado
- 150 g de requeijão
- Sal e pimenta-do-reino a gosto

Modo de preparo

1. Em uma panela com água fervendo, coloque o macarrão para cozinhar conforme orientações do fabricante.
2. Durante o preparo, higienize o brócolis e o espinafre, pique-os e leve-os para cozinhar "ao dente".
3. Em outra panela, coloque a manteiga e o leite e deixe-os ferver.
4. Acrescente o queijo ralado e o requeijão, mexendo em fogo baixo até atingir uma consistência cremosa.
5. Finalize com o sal e a pimenta-do-reino.
6. Misture o macarrão com o brócolis, o espinafre, a ervilha e o molho de queijo.
7. Transfira para um refratário e leve ao forno por aproximadamente 20 minutos. Sirva a seguir.

Valores nutricionais do macarrão com brócolis e ervilhas (porção de 220 g)

Calorias	392,75 kcal	Ferro	2,82 mg	Vitamina A (retinol)	191,25 mcg
Proteína	19 g	Potássio	388,25 mg	Vitamina B1 (tiamina)	0,22 mg
Carboidratos	23 g	Cálcio	396,75 mg	Vitamina B2 (riboflavina)	0,45 mg
Lipídios	25,31 g	Selênio	17 mcg	Vitamina B12 (cobalamina)	0,57 mcg
Fibra	1,53 g	Zinco	1,82 mg	Vitamina C (ácido ascórbico)	51,30 mg
Sódio	611 mg	Magnésio	53 mg	Vitamina E (tocoferol)	1,03 mg

Capítulo 2

Disfagia

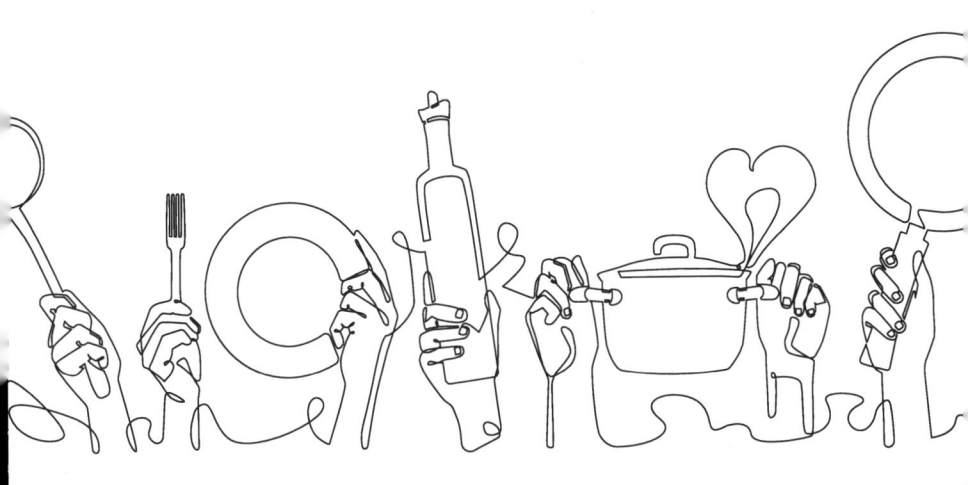

Conteúdos do capítulo:
- Definição e fisiopatologia da disfagia.
- Implicações da disfagia no consumo alimentar dos indivíduos.
- Terapia nutricional na disfagia.
- Modificação de consistência dos alimentos.
- Receitas para pacientes com disfagia.

Após o estudo deste capítulo, você será capaz de:
1. identificar as principais características do indivíduo com disfagia;
2. definir as estratégias para o manejo da disfagia;
3. compreender a conduta nutricional na disfagia;
4. identificar as principais consistências utilizadas na terapia nutricional da disfagia;
5. indicar receitas para mitigar esse problema e aplicar as técnicas exploradas.

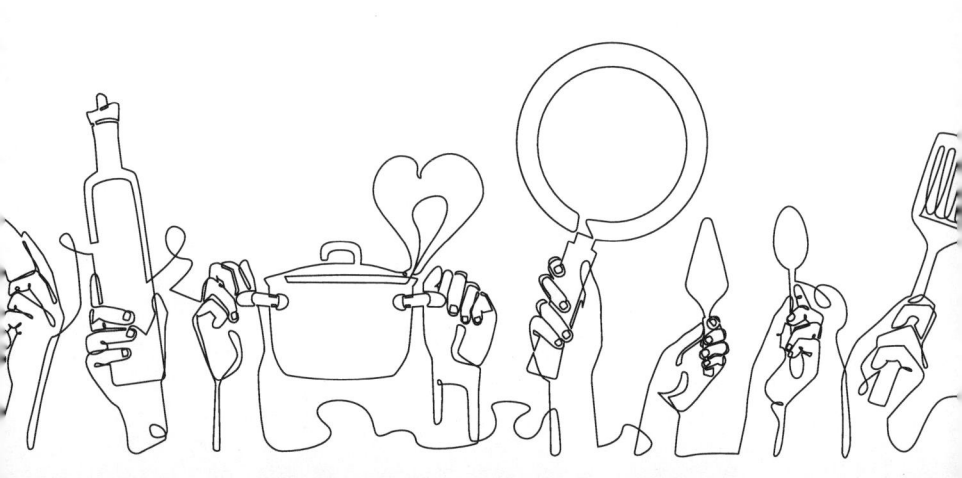

2.1 Palavra do nutricionista

A disfagia é considerada um transtorno da deglutição na fase preparatória oral, oral e faríngea, o qual ocasiona um conjunto de sinais e sintomas que comprometem o transporte do alimento da cavidade oral ao esôfago (Campos et al., 2022). Essa condição afeta a capacidade de engolir os alimentos – tanto sólidos quanto líquidos. Comumente, os pacientes com disfagia relatam sensação de engasgo e tosse frequente durante as refeições.

> **Para saber mais**
> Conheça a Iniciativa Internacional de Padronização de Dietas para Disfagia (International Dysphagia Diet Standardisation Initiative – IDDSI), fundada em 2013 com o objetivo de desenvolver terminologias e definições padronizadas a nível global para descrever as consistências adaptadas de alimentos e líquidos espessados utilizados para pessoas com disfagia de todas as idades, em todos os ambientes de cuidado e para todas as culturas.
>
> IDDSI – International Dysphagia Diet Standardisation Initiative.
> **Diagrama IDDSI Completo Definições Detalhadas 2.0 | 2019.** Jul. 2019. Disponível em: <https://iddsi.org/IDDSI/media/images/Translations/Portuguese%20(Brazil)%20v2/Definicoes-Detalhadas-dos-Niveis-per-pair-review_-Sep_2021.pdf>. Acesso em: 13 set. 2023.

Com etiologia multifatorial, a disfagia pode ocorrer em razão de diversas condições de saúde, como doenças neurológicas, lesões na cabeça e pescoço, cirurgias, doenças autoimunes, infecções respiratórias e câncer de cabeça e pescoço. Essas enfermidades podem afetar a função dos músculos e dos nervos envolvidos no processo de deglutição, tornando-os ineficientes. Como consequência, os pacientes podem apresentar desidratação, desnutrição, pneumonia aspirativa, perda de peso e queda na qualidade de vida (Moura; Catrini, 2021).

2.2 Como é realizado o tratamento da disfagia

O tratamento deve envolver diferentes áreas da saúde, possibilitando um acompanhamento da equipe de fonoaudiólogos e de nutricionistas. O objetivo da terapia é realizar exercícios para fortalecer os músculos envolvidos na deglutição e técnicas para facilitar o processo de engolir. Além disso, pode ser necessário modificar a consistência dos alimentos e líquidos consumidos, a fim de torná-los mais seguros para deglutir. Nesse sentido, pode ser necessário modificar a consistência de alimentos sólidos para purês ou líquidos, por exemplo. Há, ainda, a possibilidade de espessar os líquidos conforme prescrição.

2.2.1 Iniciativa Internacional de Padronização de Dietas para Disfagia

A IDDSI é uma organização sem fins lucrativos que tem como objetivo padronizar a classificação de alimentos e bebidas com diferentes consistências para pacientes com disfagia. Essa padronização é essencial para garantir a segurança alimentar desses pacientes. A IDDSI propõe uma classificação com oito níveis, que vão desde líquidos mais finos até alimentos sólidos mais duros, com o objetivo de facilitar a comunicação entre os profissionais da saúde e garantir a segurança do paciente (Dantas; Oliveira, 2018). Os oito níveis de consistência propostos pela IDDSI (2019) são:

- **Nível 0:** Líquidos como água, chá e café.
- **Nível 1:** Líquidos finos que escorrem facilmente pela boca, como água, sucos e caldos.
- **Nível 2:** Líquidos e alimentos levemente espessados, que escorrem mais lentamente pela boca, como sopas espessas e líquidos com espessantes.
- **Nível 3:** Purês suaves, como iogurte e purês de frutas.

- **Nível 4**: Alimentos moles e/ou que podem ser cortados com uma colher, como purês de legumes e arroz cozido.
- **Nível 5**: Alimentos moles e mastigáveis, que podem ser cortados com uma faca, como frutas macias e pão macio.
- **Nível 6**: Alimentos macios e picados, porém que requerem mais força para mastigar, como carnes e frutas frescas.
- **Nível 7**: Alimentos mais duros, que exigem força para mastigar, como nozes e balas duras.

A padronização proposta pela IDDSI facilita a comunicação entre profissionais da saúde e ajuda a garantir a segurança alimentar dos pacientes com disfagia. É importante lembrar que a classificação dos alimentos e líquidos deve ser feita por um profissional da saúde capacitado e que o plano alimentar deve ser personalizado, levando em consideração as necessidades e limitações de cada paciente.

2.3 Palavra do *chef*

Quando pensamos em uma gastronomia voltada para pacientes com disfagia, a questão fundamental é qual consistência precisamos obter. Para auxiliar nessa meta, os espessantes podem ser utilizados – tanto os caseiros quanto os industrializados. Os espessantes são substâncias utilizadas para modificar a consistência de alimentos e líquidos, tornando-os mais espessos, como o próprio nome sugere, e facilitando a deglutição.

Existem diferentes tipos de espessantes disponíveis no mercado: gomas xantana, guar, carboximetilcelulose, alginato, entre outros. A escolha do espessante a ser utilizado deve levar em consideração a consistência que o alimento ou líquido deve atingir, além das necessidades e preferências do paciente. Embora existam vários tipos de espessantes disponíveis comercialmente para uso em dietas de pacientes com disfagia, é possível fazer espessantes caseiros para modificar a consistência de alimentos e líquidos, conforme indicamos a seguir.

Amido de milho

O amido de milho é um espessante natural amplamente utilizado na culinária. Ele pode ser adicionado a líquidos, como sopas e molhos, para aumentar a viscosidade.

Farinha de arroz

A farinha de arroz é outra opção de espessante caseiro que pode ser adicionado a receitas para aumentar a espessura. Ela é particularmente útil em receitas que não toleram glúten.

Sementes de chia

As sementes de chia contêm fibras solúveis que absorvem líquidos e criam uma consistência gelatinosa. Elas podem ser adicionadas a *smoothies*, iogurtes e outros alimentos para aumentar a espessura.

Pectina de frutas

A pectina é uma fibra solúvel encontrada em frutas, como maçãs e cítricos. Ela é frequentemente usada como um espessante natural em geleias e molhos.

Figura 2.1 – Pectina de maçã

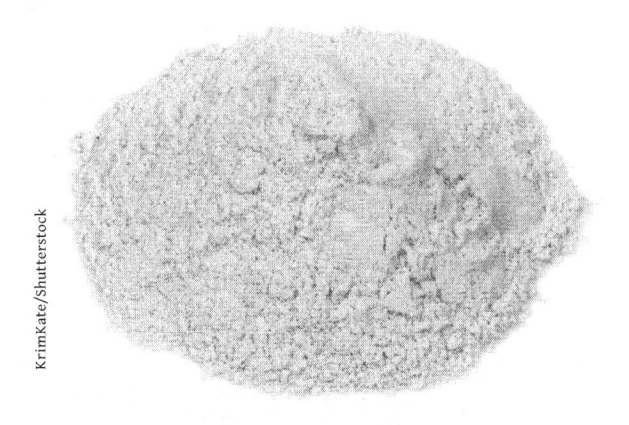

KrimKate/Shutterstock

Gelatina

A gelatina é um ingrediente que pode ser usado como espessante em receitas de sobremesas e bebidas. Ela é muito útil para criar texturas gelatinosas.

2.4 Receitas para pacientes com disfagia

As receitas a seguir são destinadas a pacientes com disfagia e foram cuidadosamente elaboradas para atender às necessidades específicas desse grupo, que enfrenta dificuldades na deglutição. A característica mais importante dessas receitas é a **textura**, que deve ser adaptada de acordo com o grau de disfagia do paciente. Isso pode exigir, por exemplo, a preparação de alimentos mais suaves, como purês, sopas espessas ou *smoothies*, para facilitar a ingestão. Além disso, as receitas evitam ingredientes que possam causar engasgos, como pedaços duros ou secos.

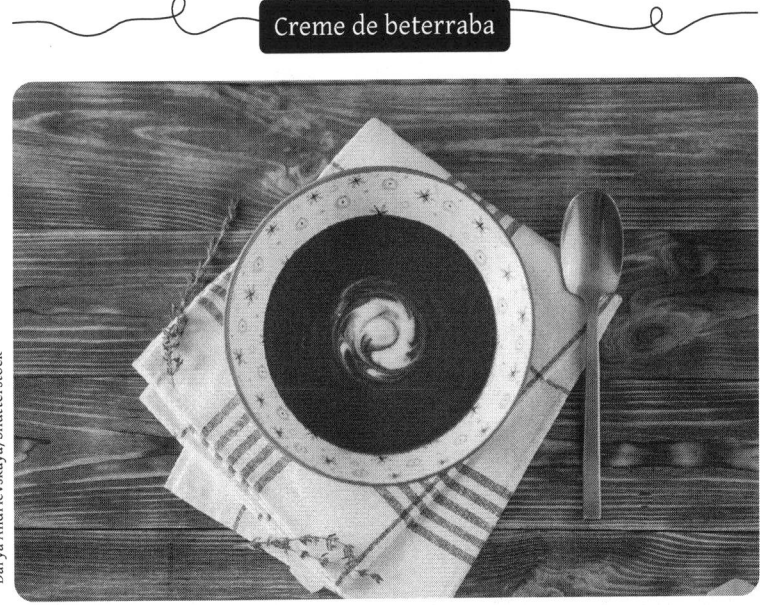

Creme de beterraba

Rendimento
- 3 porções

Ingredientes
- 400 g de beterraba
- 1 xícara de chá de leite semidesnatado
- 1 colher de sopa de óleo
- ½ xícara de chá de cebola
- 2 colheres de sopa de farinha de trigo
- Sal a gosto

Modo de preparo
1. Cozinhe as beterrabas com a casca.
2. Em seguida, descasque-as e pique-as em pedaços pequenos.
3. Reserve 6 colheres de sopa de leite para dissolver a farinha de trigo.
4. Bata a beterraba picada no liquidificador com o restante da xícara de leite e reserve.
5. Em uma panela, coloque o óleo e doure a cebola.
6. Dissolva a farinha de trigo nas 6 colheres de leite.
7. Acrescente a cebola, o sal e a farinha de trigo dissolvida ao creme de beterraba.
8. Bata novamente e leve ao fogo mexendo sempre até engrossar. Sirva morno.

Valores nutricionais do creme de beterraba (porção de 220 g)

Calorias	162 kcal	Ferro	1,52 mg	Vitamina A (retinol)	38,66 mcg
Proteína	5,65 g	Potássio	541 mg	Vitamina B1 (tiamina)	0,05 mg
Carboidratos	23,50 g	Cálcio	103,26 mg	Vitamina B2 (riboflavina)	0,17 mg
Lipídios	5,64 g	Selênio	3,16 mcg	Vitamina B12 (cobalamina)	0,29 mcg
Fibra	4,21 g	Zinco	0,75 mg	Vitamina C (ácido ascórbico)	6,85 mg
Sódio	133,55 mg	Magnésio	38,50 mg	Vitamina E (tocoferol)	0,50 mg

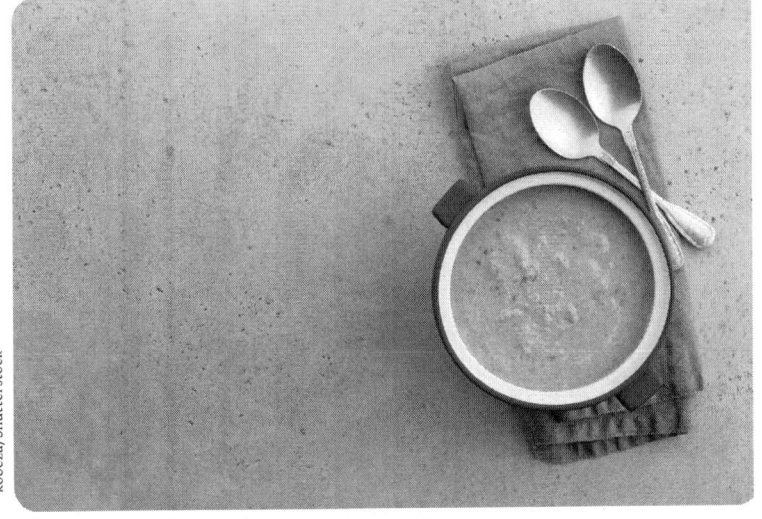

Purê de ervilha

Rendimento
- 4 porções

Ingredientes
- 2 colheres de sopa de amido de milho
- 1 xícara de chá de leite semidesnatado
- 1 lata de ervilha
- 4 xícaras de chá de batata-inglesa
- Sal e temperos a gosto

Modo de preparo
- Inicie a receita diluindo o amido de milho no leite semidesnatado e reserve-o.
- Com o auxílio de um liquidificador ou *mixer*, bata a ervilha até obter um creme homogêneo.
- Adicione a mistura de amido e leite, as batatas já cozidas, os temperos e bata novamente até obter um creme liso.

Valores nutricionais do purê de ervilha (porção de 220 g)

Calorias	152,50 kcal	Ferro	1,11 mg	Vitamina A (retinol)	29 mcg
Proteína	6,17 g	Potássio	452,50 mg	Vitamina B1 (tiamina)	0,13 mg
Carboidratos	30,62 g	Cálcio	72,50 mg	Vitamina B2 (riboflavina)	0,09 mg
Lipídios	0,48 g	Selênio	1,77 mcg	Vitamina B12 (cobalamina)	0,22 mcg
Fibra	3,19 g	Zinco	0,51 mg	Vitamina C (ácido ascórbico)	38,85 mg
Sódio	67,73 mg	Magnésio	23,86 mg	Vitamina E (tocoferol)	*

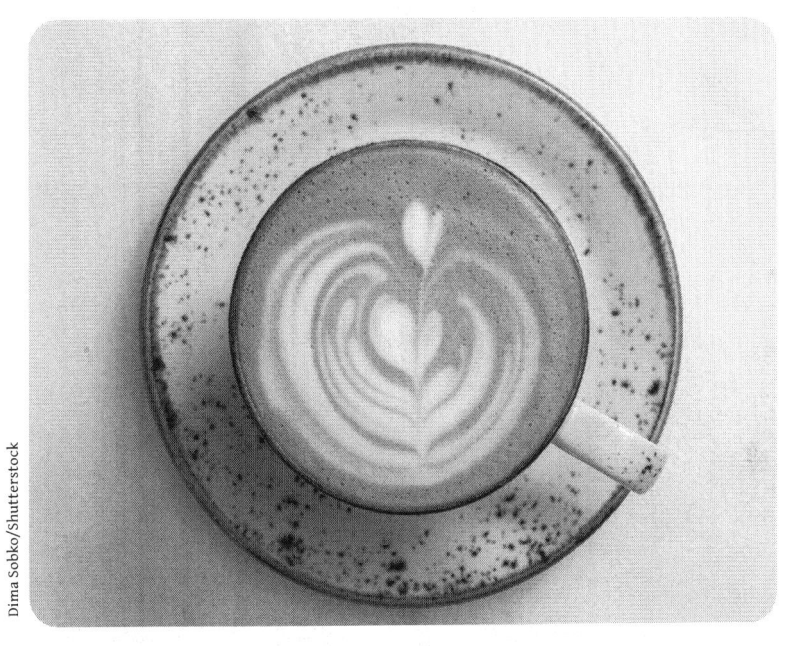

Frappuccino

Rendimento
- 1 porção

Ingredientes
- 100 ml de leite integral
- 25 ml de nata
- 8 g de açúcar
- 5 g de cacau em pó
- 2 g de café solúvel
- 20 ml de água
- 40 g de gelo
- Espessante conforme prescrição

Modo de preparo

Inicie a preparação misturando a água previamente fervida, o açúcar, o café solúvel e o cacau em pó. Na sequência, adicione o leite integral e o gelo. Com o auxílio de um *mixer*, misture toda a preparação. Coe o líquido e, aos poucos, adicione a nata, misturando até obter um líquido homogêneo e liso. Em um copo com espessante, adicione a bebida e siga as orientações do fabricante.

Valores nutricionais do frappuccino (porção de 250 ml)

Calorias	203,46 kcal	Ferro	0,09 mg	Vitamina A (retinol)	100,52 mcg
Proteína	7,17 g	Potássio	320,38 mg	Vitamina B1 (tiamina)	0,11 mg
Carboidratos	18,93 g	Cálcio	251,17 mg	Vitamina B2 (riboflavina)	0,40 mg
Lipídios	11,33 g	Selênio	7,60 mcg	Vitamina B12 (cobalamina)	0,94 mcg
Fibra	0,11 g	Zinco	0,90 mg	Vitamina C (ácido ascórbico)	0,88 mg
Sódio	90,68 mg	Magnésio	23,71 mg	Vitamina E (tocoferol)	0,26 mg

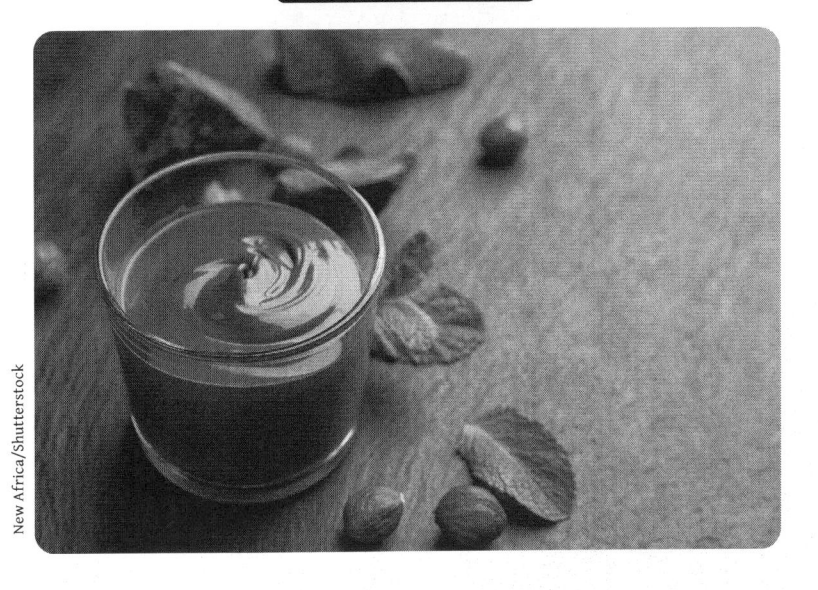

Pudim de chocolate[1]

Rendimento
- 10 porções

Ingredientes
- 1 gema de ovo
- 5 colheres de sopa de amido de milho
- 5 colheres de cacau
- 1 L de leite integral
- 1 colher de manteiga
- 1 lata de leite condensado
- 1 lata de creme de leite
- 1 colher de chá de essência de baunilha

---

1   Pudim de chocolate com textura semelhante à do Danette.

Modo de preparo

1. Em uma panela, adicione todos os ingredientes, exceto o creme de leite, e mexa bem até obter uma mistura mais grossa e lisa.
2. Retire do fogo, deixe esfriar e, posteriormente, adicione a mistura em uma batedeira para adicionar a lata de creme de leite. O ideal é que o creme de leite esteja gelado.
3. Bata bem e leve à geladeira. Sirva gelado.

Valores nutricionais do pudim de chocolate (porção de 180 g)

Calorias	376 kcal	Ferro	2,32 mg	Vitamina A (retinol)	187,70 mcg
Proteína	7,74 g	Potássio	131,20 mg	Vitamina B1 (tiamina)	0,25 mg
Carboidratos	10 g	Cálcio	206,80 mg	Vitamina B2 (riboflavina)	0,41 mg
Lipídios	16,50 g	Selênio	6,10 mcg	Vitamina B12 (cobalamina)	0,21 mcg
Fibra	1,7 g	Zinco	0,39 mg	Vitamina C (ácido ascórbico)	11,40 mg
Sódio	135,50 mg	Magnésio	9,25 mg	Vitamina E (tocoferol)	1,55 mg

Sorvete de banana e morango

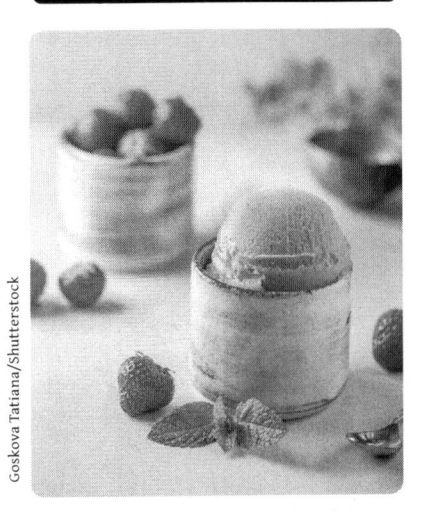

Rendimento
6 porções

Ingredientes
- 2 bananas-nanicas congeladas
- 15 morangos congelados
- 1 xícara de chá de iogurte grego
- 1 fio de mel
- Algumas gotas de limão

Modo de preparo
1. Retire do *freezer* as frutas e aguarde 10 minutos para bater no *mixer* até formar um creme homogêneo.
2. Observação: Você pode adicionar outras frutas de sua preferência e usar a criatividade para criar outros sabores. Uma dica é fazer o sorvete com manga e hortelã – fica extremamente saboroso!

Valores nutricionais do sorvete de banana e morango
(porção de 150 g)

Calorias	110 kcal	Ferro	0,2 mg	Vitamina A (retinol)	*
Proteína	3,26 g	Potássio	249 mg	Vitamina B1 (tiamina)	*
Carboidratos	22 g	Cálcio	113 mg	Vitamina B2 (riboflavina)	*
Lipídios	1,35 g	Selênio	0,12 mcg	Vitamina B12 (cobalamina)	*
Fibra	1 g	Zinco	0,07 mg	Vitamina C (ácido ascórbico)	18,67 mg
Sódio	62 mg	Magnésio	9,46 mg	Vitamina E (tocoferol)	0,08 mg

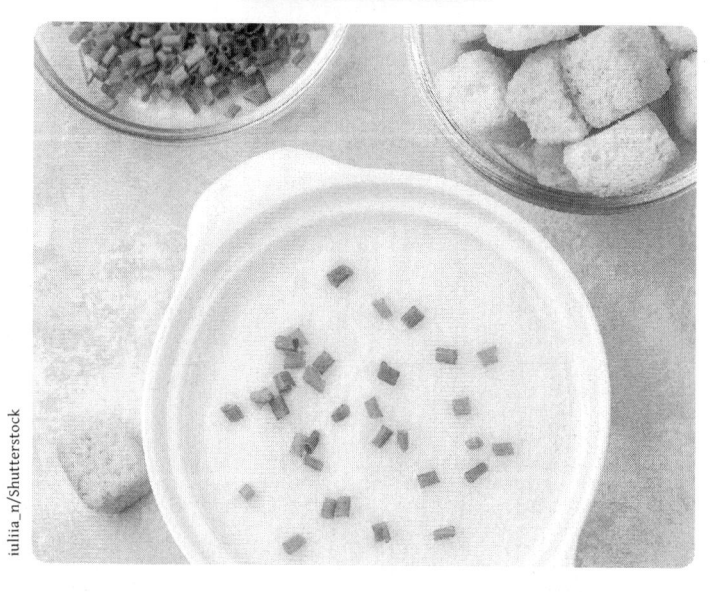

Creme de alho-poró

Rendimento

- 6 porções

Ingredientes

- 500 g de batata-inglesa
- 2 unidades de alho-poró
- 1 cebola
- 1 xícara de chá de leite integral
- 100 g de manteiga
- Sal e temperos a gosto

Modo de preparo

1. Inicie o preparo cortando o alho-poró em rodelas e reserve-o.
2. Em uma panela, adicione a manteiga e refogue o alho-poró junto com a cebola.
3. Adicione água fervida até cobrir a preparação.
4. Tempere a gosto.
5. Corte as batatas em cubos bem pequenos e adicione na mesma panela. Concomitantemente, adicione o leite integral.
6. Deixe em fogo baixo por aproximadamente 30 minutos.
7. Em seguida, com o auxílio de um *mixer*, misture bem os ingredientes até formar um creme liso.

Valores nutricionais do creme de alho-poró (porção de 200 g)

Calorias	258 kcal	Ferro	1,7 mg	Vitamina A (retinol)	44 mcg
Proteína	3,5 g	Potássio	569 mg	Vitamina B1 (tiamina)	0,16 mg
Carboidratos	28,64 g	Cálcio	57,4 mg	Vitamina B2 (riboflavina)	0,13 mg

(continua)

(conclusão)

Lipídios	14,92 g	Selênio	3,31 mcg	Vitamina B12 (cobalamina)	*
Fibra	2,83 g	Zinco	0,42 mg	Vitamina C (ácido ascórbico)	26,21 mg
Sódio	119,33 mg	Magnésio	32,13 mg	Vitamina E (tocoferol)	1,03 mg

Capítulo 3

Dislipidemias

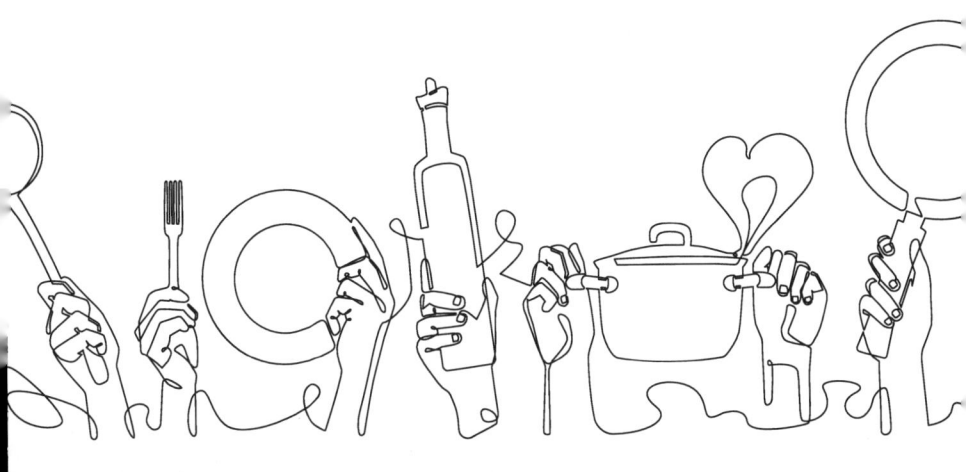

Conteúdos do capítulo:
- Definição e fisiopatologia das dislipidemias.
- Implicações da dislipidemia no consumo alimentar dos indivíduos.
- Terapia nutricional.
- O uso da gordura na culinária.
- Receitas para pessoas com dislipidemia.

Após o estudo deste capítulo, você será capaz de:
1. identificar as principais características do indivíduo com dislipidemia;
2. indicar as estratégias para o manejo das dislipidemias;
3. compreender a conduta nutricional nas dislipidemias;
4. aplicar técnicas culinárias factíveis para indivíduos com dislipidemia;
5. ensinar receitas referentes ao tema e aplicar as técnicas exploradas.

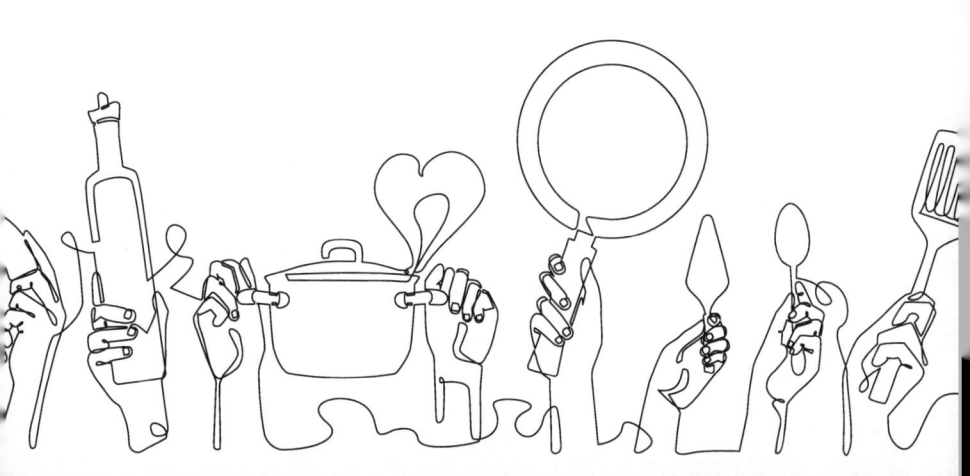

3.1 Palavra do nutricionista

De acordo com Valença et al. (2021), as dislipidemias podem ser definidas como alterações na concentração plasmática das lipoproteínas, divididas em: lipoproteína de baixa densidade (LDL-c); lipoproteína de alta densidade (HDL-c); e triglicerídeos (TG). Sua etiologia é multifatorial e engloba fatores genéticos e ambientais. O padrão de consumo alimentar, a obesidade e a síndrome metabólica estão associados a anormalidades nas lipoproteínas, o que proporciona um maior risco de doenças cardiovasculares agudas, aterosclerose e hipertensão arterial sistêmica (HAS).

As desordens no metabolismo das lipoproteínas, em conjunto com uma **dieta rica em gordura** (consumida frequentemente na atualidade) e o sedentarismo, têm resultado em uma crescente incidência e na prevalência da doença aterosclerótica em países desenvolvidos ou em desenvolvimento, em especial a doença coronariana aterosclerótica.

Os distúrbios do metabolismo lipídico, em especial a hipercolesterolemia, representam um desafio à saúde pública por serem um dos principais fatores de risco para o desenvolvimento das doenças cardiovasculares (DCV) as quais estão associadas a elevadas taxas de morbimortalidade, sendo responsáveis por 31% dos óbitos ocorridos no Brasil e no mundo em 2016 (WHO, 2018). Além disso, tais patologias impactam negativamente em aspectos sociais e econômicos decorrentes do uso dos serviços de saúde e da incapacidade laboral o que acarreta graves prejuízos para a qualidade de vida dos indivíduos portadores de dislipidemia. (Santos et al., 2022, p. 7356)

Existem evidências científicas de que altas concentrações séricas de colesterol aumentam a predisposição à doença arterial coronariana, bem como de que a redução do colesterol sérico diminui a incidência dessa doença. Assim, as orientações apresentadas neste capítulo são fundamentais para o manejo das doenças ateroscleróticas.

> **Para saber mais**
> Confira o documento *Atualização da Diretriz Brasileira de Dislipidemias e Prevenção da Aterosclerose*, publicado pela Sociedade Brasileira de Cardiologia (SBC) em 2017.
>
> SBC – Sociedade Brasileira de Cardiologia. Atualização da Diretriz Brasileira de Dislipidemias e Prevenção da Aterosclerose – 2017. **Arquivos Brasileiros de Cardiologia**, v. 109, n. 1, ago. 2017. Disponível em: <https://abccardiol.org/wp-content/uploads/articles_xml/0066-782X-abc-109-02-s1-0001/0066-782X-abc-109-02-s1-0001.x55156.pdf>. Acesso em: 13 set. 2023.

3.2 Como é realizado o tratamento das dislipidemias

O tratamento das dislipidemias geralmente envolve mudanças no estilo de vida, como a adoção de uma alimentação saudável e a prática regular de atividade física, além do uso de medicamentos, quando necessário. É importante salientar que o diagnóstico e o tratamento adequado das dislipidemias são fundamentais para prevenir o desenvolvimento de doenças cardiovasculares (DCV) e outras complicações de saúde.

As dislipidemias, ou alterações no metabolismo das gorduras, podem ter implicações significativas no consumo alimentar dos indivíduos. Dependendo do tipo e da gravidade da dislipidemia, algumas recomendações alimentares podem ser necessárias para controlar os níveis de colesterol, triglicerídeos e outras gorduras no sangue.

> **Perguntas & respostas**
> Quais são as alterações necessárias na dieta dos indivíduos com dislipidemia?
> A SBC (2017) recomenda que pessoas com dislipidemia evitem alimentos ricos em gordura saturada e trans, que são os principais

vilões da saúde cardiovascular. Isso inclui alimentos fritos, carnes gordurosas, queijos amarelos, manteiga, margarina, bolos, biscoitos e outros produtos industrializados que contenham gordura hidrogenada. Além disso, é importante aumentar o consumo de alimentos ricos em fibras solúveis, que ajudam a reduzir o colesterol LDL (conhecido como *colesterol ruim*). Esses alimentos incluem frutas, legumes, verduras, grãos integrais, aveia e sementes de linhaça.

Outra recomendação alimentar para as dislipidemias é aumento do consumo de ômega-3, que é uma gordura saudável encontrada em peixes, como o salmão e a sardinha, e nas sementes de chia e linhaça (SBC, 2017). O ômega-3 ajuda a reduzir os níveis de triglicerídeo no sangue.

O que é a dieta Dash?

A Dietary Approaches to Stop Hypertension (Dash) foi desenvolvida e é particularmente indicada para os indivíduos com HAS. É uma dieta fundamentada no consumo de vegetais, frutas, grãos integrais, castanhas, legumes e produtos lácteos com baixo teor de gordura. A alimentação baseada nesses alimentos resulta em um maior consumo de potássio, magnésio, fibras, antioxidantes e cálcio, micronutrientes extremamente importantes para o manejo do controle da pressão arterial (PA) e a secreção de insulina (DHA-SBC; SBH; SBN, 2020).

É válido ressaltar que esse é um padrão de alimentação que estimula o consumo de polifenóis, que atuam na proteção de células-beta, na secreção de GLP-1 e no aumento da lipólise e da saciedade, resultando na prevenção da hiperglicemia e na redução da resistência à insulina (DHA-SBC; SBH; SBN, 2020). Além disso, essa dieta tem sido associada à redução de peso, de hemoglobina glicada e de LDL-c e ao aumento do HDL-c, além da PA, que é o principal foco da dieta.

> A dieta mediterrânea também está relacionada inversamente à PA, com consequente redução do risco de DCV. Em um contexto de alimentação saudável, a substituição parcial de carboidratos por proteína ou gordura monoinsaturada pode também reduzir a PA e, consequentemente, o risco cardiovascular (DHA-SBC; SBH; SBN, 2020).

3.3 Palavra do *chef*

A gordura é um ingrediente essencial na gastronomia, não apenas por sua capacidade de dar sabor e textura aos alimentos, mas também por suas propriedades funcionais. Na cozinha, a gordura é utilizada de diversas maneiras, como em frituras, refogados, assados, grelhados e, até mesmo, na preparação de sobremesas.

Nas frituras, a gordura é aquecida a altas temperaturas, o que permite que os alimentos fiquem crocantes e dourados. Nos refogados, a gordura é utilizada para dourar os ingredientes, o que intensifica o sabor dos alimentos. Além disso, também é utilizada como agente emulsionante, que ajuda a misturar ingredientes que normalmente não se misturariam, como água e óleo, por exemplo. Isso é fundamental em muitas preparações, como maioneses, molhos e cremes. Para escolher a melhor opção de gordura para o preparo das refeições, é de suma importância entender suas diferenças, conforme indicamos a seguir.

Gorduras saturadas
São normalmente encontradas em alimentos de origem animal, como carne vermelha, manteiga, queijo e leite integral. Elas são conhecidas por serem sólidas em temperatura ambiente e por aumentarem o colesterol LDL (o colesterol ruim). O consumo excessivo de gorduras saturadas pode aumentar o risco de DCV.

Gorduras monoinsaturadas

São encontradas em alimentos como azeite de oliva, abacate e nozes. São líquidas em temperatura ambiente e consideradas saudáveis para o coração, pois ajudam a reduzir o colesterol LDL e a aumentar o colesterol HDL (o colesterol bom).

Gorduras poli-insaturadas

São encontradas em alimentos como peixes gordurosos (como salmão e sardinha), sementes de linhaça, chia e nozes. Também são líquidas em temperatura ambiente e são conhecidas por ajudar a reduzir o colesterol LDL e a aumentar o colesterol HDL.

Além da escolha correta do tipo de gordura a ser utilizado, é importante se atentar para a utilização de técnicas culinárias que reduzam o uso de gorduras, como o cozimento a vapor, o grelhado e o assado em papel manteiga. Além disso, também é possível utilizar ingredientes que substituam parcialmente a gordura, como iogurte natural, purê de maçã e purê de abóbora.

Perguntas & respostas

Quais são as diferenças entre os óleos vegetais?

Os óleos vegetais têm composição nutricional, sabor, aroma, ponto de fumaça e grau de processamento diferentes. A seguir, apresentamos algumas diferenças entre os óleos vegetais mais comuns.

Óleo de canola: É rico em gorduras monoinsaturadas e pobre em gorduras saturadas. É um óleo versátil, com um sabor suave e um ponto de fumaça elevado, o que o torna uma boa escolha para cozinhar a altas temperaturas.

Óleo de oliva: É rico em gorduras monoinsaturadas e contém antioxidantes saudáveis. Contém um sabor característico e é mais adequado para preparações de baixa a média temperatura, como refogados e molhos.

Óleo de coco: É rico em gorduras saturadas e tem um sabor doce e aromático. Tem um ponto de fumaça relativamente baixo, o que o torna mais adequado para preparações de baixa a média temperatura, como assados e sobremesas.

Óleo de girassol: É rico em gorduras poli-insaturadas e tem um sabor suave. Tem um ponto de fumaça elevado, o que o torna adequado para cozinhar a altas temperaturas.

Óleo de soja: É rico em gorduras poli-insaturadas e pobre em gorduras saturadas. Contém um sabor suave e um ponto de fumaça elevado, o que o torna adequado para cozinhar a altas temperaturas.

Figura 3.1 – Óleos de linhaça, abacate, cacau, uva, gergelim, girassol e oliva

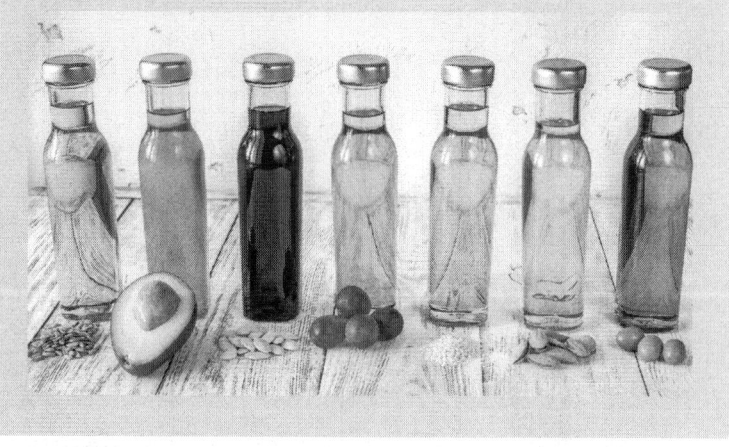

Alexander Prokopenko/Shutterstock

A perigosa combinação da gordura com altas temperaturas
Quando a gordura é submetida a altas temperaturas, como na fritura em óleo quente, pode ocorrer a oxidação das moléculas de gordura. Isso pode gerar compostos tóxicos, como acroleína e outros aldeídos, que são prejudiciais à saúde e podem causar danos ao DNA e às células do corpo. Esses compostos tóxicos podem levar a uma série de problemas de saúde,

como inflamação crônica, DCV, câncer e danos ao fígado. Além disso, a fritura de alimentos em óleos vegetais pode resultar na formação de gorduras trans, que são ainda mais prejudiciais à saúde e devem ser evitadas.

3.4 Receitas para pacientes com dislipidemias

Quando se trata de receitas para pacientes com dislipidemia, o principal objetivo é a promoção de uma alimentação que ajude a controlar os níveis de lipídios no sangue, como o colesterol e os triglicerídeos. Assim, essas receitas devem ser serem pobres em gorduras saturadas e gorduras trans, que estão associadas ao aumento dos níveis de colesterol ruim (LDL). Em vez disso, deve-se enfatizar o uso de gorduras saudáveis, como as encontradas em alimentos como abacates, nozes e azeite de oliva, que ajudam a elevar o colesterol bom (HDL). Além disso, as receitas para pacientes com dislipidemia devem ser ricas em fibras, que ajudam a reduzir o LDL. Alimentos como grãos integrais, legumes, frutas e vegetais são importantes componentes dessas receitas.

Aperitivo mediterrâneo

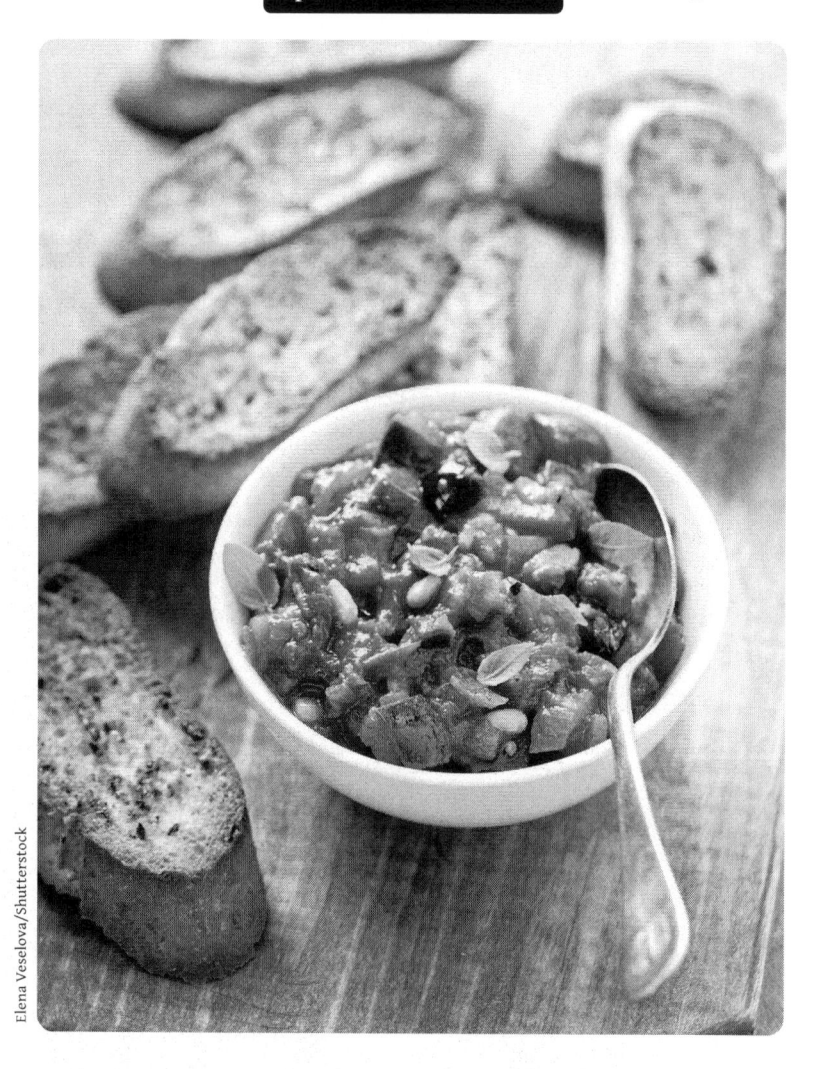

Rendimento
- 10 porções

Ingredientes

- 2 pimentões (pode-se utilizar de cores diversas)
- 4 berinjelas
- 2 cebolas
- 2 dentes de alho
- Ervas frescas a gosto
- 1 colher de sopa de azeite
- 30 ml de vinho branco seco
- Sal a gosto

Modo de preparo

- Higienize bem os hortifrutis.
- Corte a berinjela, a cebola e o pimentão em tiras finas, tirando as sementes do pimentão, e reserve a mistura.
- Em um *bowl*, amasse os dentes de alho. Em seguida, acrescente as ervas frescas, o azeite e os hortifrutis misturados.
- Despeje a mistura em uma assadeira, regue com o vinho e cubra com papel alumínio. Leve ao forno pré-aquecido a 180 °C de 25 a 30 minutos.

Valores nutricionais do aperitivo mediterrâneo (porção de 110 g)

Calorias	45 kcal	Ferro	0,28 mg	Vitamina A (retinol)	*
Proteína	0,93 g	Potássio	142 mg	Vitamina B1 (tiamina)	0,08 mg
Carboidratos	8,78 g	Cálcio	9,34 mg	Vitamina B2 (riboflavina)	0,02 mg
Lipídios	1 g	Selênio	0,22 mcg	Vitamina B12 (cobalamina)	*
Fibra	2,42 g	Zinco	0,14 mg	Vitamina C (ácido ascórbico)	10,84 mg
Sódio	1,72 mg	Magnésio	11,62 mg	Vitamina E (tocoferol)	0,49 mg

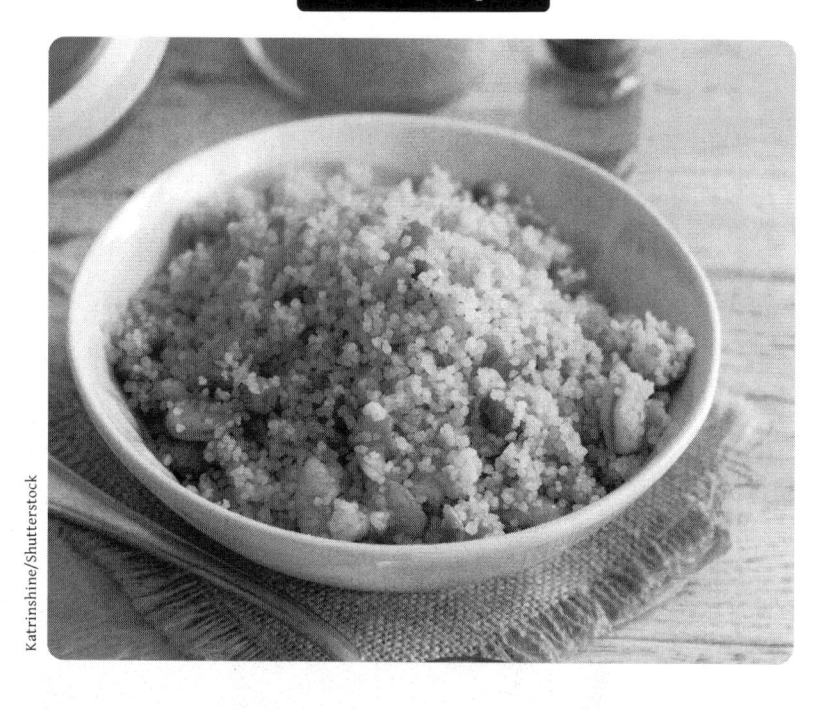

Cuscuz marroquino

Rendimento
- 4 porções

Ingredientes
- 180 g de quinoa
- 1 abobrinha média
- 1 berinjela média
- 1 maço de ervas frescas
- 5 colheres de sopa de azeite
- Suco de limão (1 unidade)
- Sal a gosto

Modo de preparo

1. Coloque a quinoa em uma vasilha com uma xícara de água e deixe absorver por completo.
2. Paralelamente, corte a berinjela e a abobrinha em rodelas e grelhe. Reserve.
3. Corte as ervas frescas e misture com a berinjela e a abobrinha.
4. Em uma vasilha grande, misture a quinoa com a água já absorvida, os legumes e as ervas frescas.
5. Adicione o azeite e o suco do limão.
6. Misture tudo e tempere a gosto.

Valores nutricionais do cuscuz marroquino (porção de 180 g)

Calorias	113 kcal	Ferro	0,78 mg	Vitamina A (retinol)	9,80 mcg
Proteína	2 g	Potássio	182,66 mg	Vitamina B1 (tiamina)	0,09 mg
Carboidratos	10,83 g	Cálcio	18,66 mg	Vitamina B2 (riboflavina)	0,05 mg
Lipídios	7,32 g	Selênio	2,58 mcg	Vitamina B12 (cobalamina)	*
Fibra	2,36 g	Zinco	0,45 mg	Vitamina C (ácido ascórbico)	7,14 mg
Sódio	2,55 mg	Magnésio	33,16 mg	Vitamina E (tocoferol)	1,27 mg

Pudim de chia com frutas

Lenka Koutova/Shutterstock

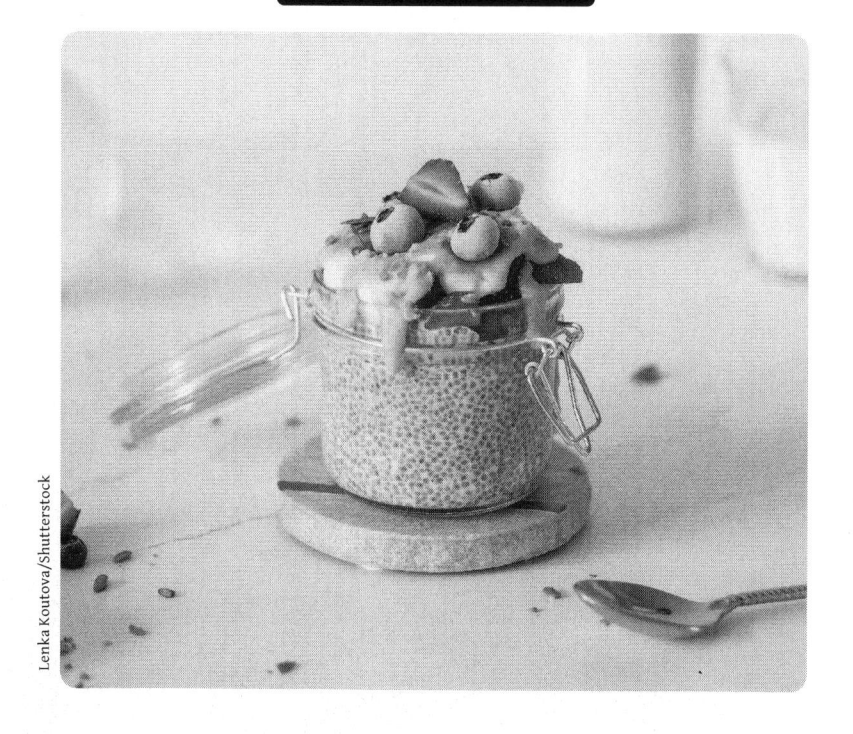

Rendimento
- 1 porção

Ingredientes
- 3 colheres de sopa de chia
- 1 xícara de chá de leite de coco
- 2 castanhas picadas
- Frutas vermelhas ou amarelas a gosto
- Mel a gosto

Modo de preparo

1. Em um recipiente, adicione a chia, o leite de coco, as castanhas, as frutas e o mel.
2. No topo, acrescente mais frutas para decorar.
3. Leve à geladeira por, no mínimo, 2 horas.
4. Sirva gelado.

Valores nutricionais do pudim de chia com frutas (porção de 200 g)

Calorias	336 kcal	Ferro	1,19 mg	Vitamina A (retinol)	2,16 mcg
Proteína	7,49 g	Potássio	284,62 mg	Vitamina B1 (tiamina)	0,04 mg
Carboidratos	28,24 g	Cálcio	16,10 mg	Vitamina B2 (riboflavina)	0,07 mg
Lipídios	23,60 g	Selênio	19,49 mcg	Vitamina B12 (cobalamina)	*
Fibra	12,21 g	Zinco	0,85 mg	Vitamina C (ácido ascórbico)	41,54 mg
Sódio	8,29 mg	Magnésio	44,18 mg	Vitamina E (tocoferol)	0,26 mg

Pasta de grão-de-bico (*homus*)

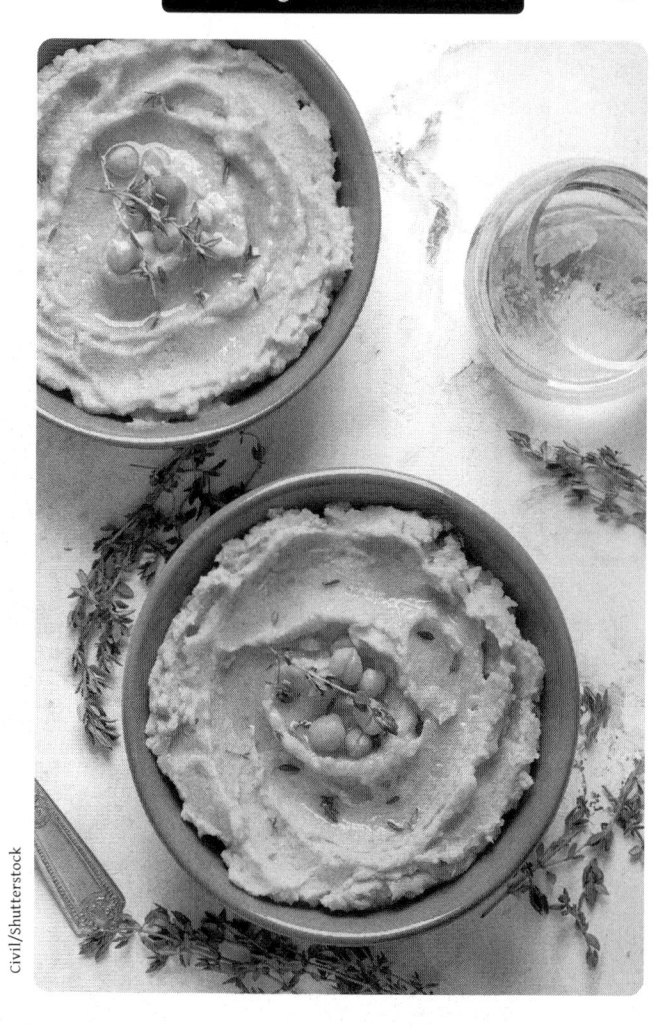

Rendimento
- 30 porções

Ingredientes

- 3 xícaras de grão-de-bico
- 3 dentes de alho
- Suco de limão (1 unidade)
- Sal e pimenta a gosto
- 4 colheres de sopa de azeite de oliva

Modo de preparo

1. Deixe o grão-de-bico de molho em água por, no mínimo, 6 horas.
2. Coloque os grãos em uma panela grande e deixe cozinhar até ficarem macios.
3. Em seguida, coloque os grãos no processador com um pouco de água para ajudar a triturar os grãos.
4. Acrescente os demais ingredientes.
5. Triture tudo até ficar homogêneo.

Valores nutricionais da pasta de grão-de-bico (porção de 15 g)

Calorias	32 kcal	Ferro	0,35 mg	Vitamina A (retinol)	*
Proteína	1 g	Potássio	35,30 mg	Vitamina B1 (tiamina)	*
Carboidratos	3,32 g	Cálcio	6,06 mg	Vitamina B2 (riboflavina)	*
Lipídios	1,71 g	Selênio	0,62 mcg	Vitamina B12 (cobalamina)	*
Fibra	0,9 g	Zinco	0,18 mg	Vitamina C (ácido ascórbico)	0,18 mg
Sódio	0,87 mg	Magnésio	5,76 mg	Vitamina E (tocoferol)	0,22 mg

Bolinho de arroz

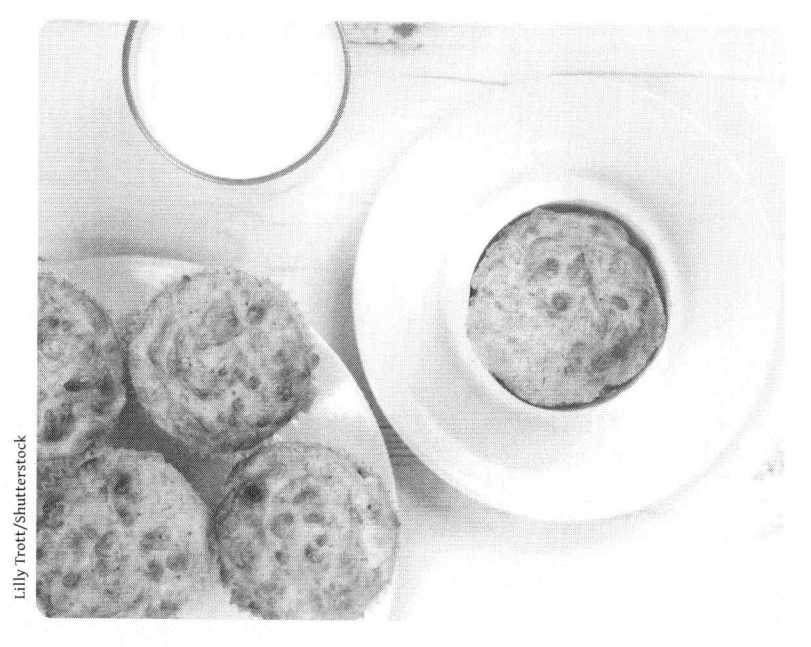

Rendimento
- 10 porções

Ingredientes
- 2 xícaras de chá de arroz cozido
- ½ xícara de chá de leite semidesnatado ou desnatado
- 1 ovo
- ½ colher de chá de sal
- Ervas frescas a gosto
- 1 colher de sopa de óleo de soja
- 1 xícara de chá de legumes picados
- ½ xícara de chá de farinha de trigo
- Sal a gosto

Modo de preparo

- Bata no liquidificador o arroz com um pouco de leite.
- Transfira a mistura para uma tigela e acrescente os ingredientes restantes, exceto a farinha de trigo.
- Em seguida, adicione aos poucos a farinha de trigo até atingir o ponto ideal para enrolar a massa.
- Enrole os bolinhos e leve-os para assar em forno preaquecido a 180 °C até dourar.

Valores nutricionais do bolinho de arroz (porção de 70 g)

Calorias	68,90 kcal	Ferro	0,92 mg	Vitamina A (retinol)	678 mcg
Proteína	2,36 g	Potássio	75 mg	Vitamina B1 (tiamina)	0,04 mg
Carboidratos	1,17 g	Cálcio	33,3 mg	Vitamina B2 (riboflavina)	0,04 mg
Lipídios	1,19 g	Selênio	2,49 mcg	Vitamina B12 (cobalamina)	0,05 mcg
Fibra	1 g	Zinco	0,19 mg	Vitamina C (ácido ascórbico)	0,71 mg
Sódio	307 mg	Magnésio	5,58 mg	Vitamina E (tocoferol)	0,37 mg

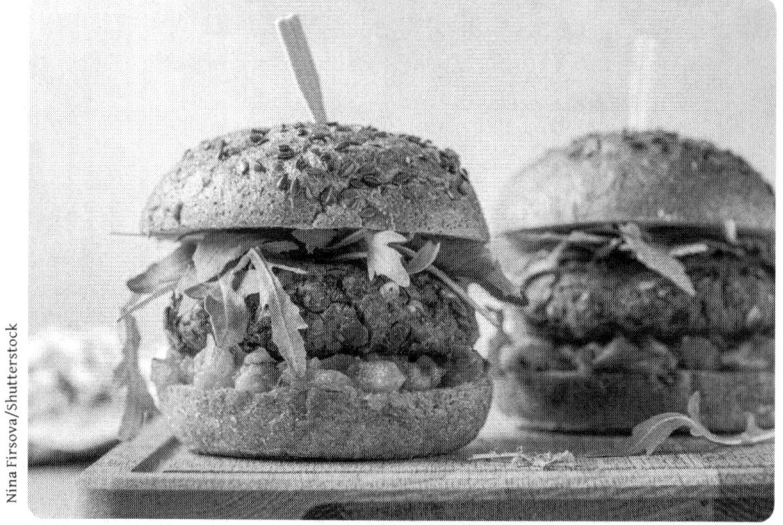

Hambúrguer de lentilha

Rendimento
- 3 porções

Ingredientes
- 1 xícara de chá de lentilha
- 1 xícara de chá de farelo de aveia
- 1 cebola
- Temperos a gosto
- Óleo de soja (apenas para refogar e fritar)
- Sal a gosto

Modo de preparo

1. Em uma panela grande, cozinhe a lentilha até ficar macia.
2. Escorra a água e transfira a lentilha para um prato grande. Amasse os grãos e reserve.
3. Em outro recipiente, corte a cebola em pedaços pequenos e doure em um fio de óleo. Apague o fogo e adicione a lentilha, os temperos e o farelo de aveia.
4. Molde os hambúrgueres e frite-os dos dois lados até dourarem.

Valores nutricionais do hambúrguer de lentilha (porção de 100 g)

Calorias	234,7 kcal	Ferro	4,57 mg	Vitamina A (retinol)	*
Proteína	14,95 g	Potássio	568,7 mg	Vitamina B1 (tiamina)	0,42 mg
Carboidratos	47,57 g	Cálcio	44,25 mg	Vitamina B2 (riboflavina)	0,07 mg
Lipídios	4,10 g	Selênio	14,30 mcg	Vitamina B12 (cobalamina)	*
Fibra	12 g	Zinco	2,41 mg	Vitamina C (ácido ascórbico)	1,49 mg
Sódio	1,95 mg	Magnésio	113,38 mg	Vitamina E (tocoferol)	0,72 mg

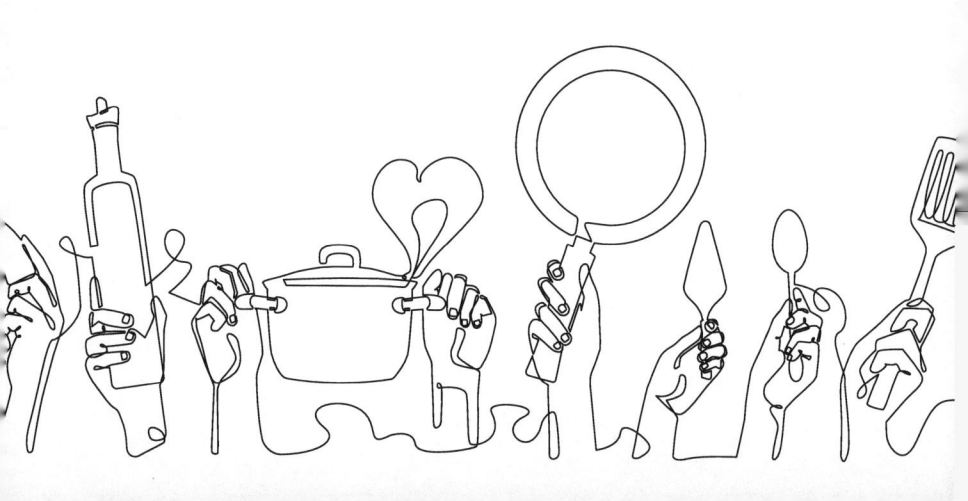

Capítulo 4
Diabetes[1]

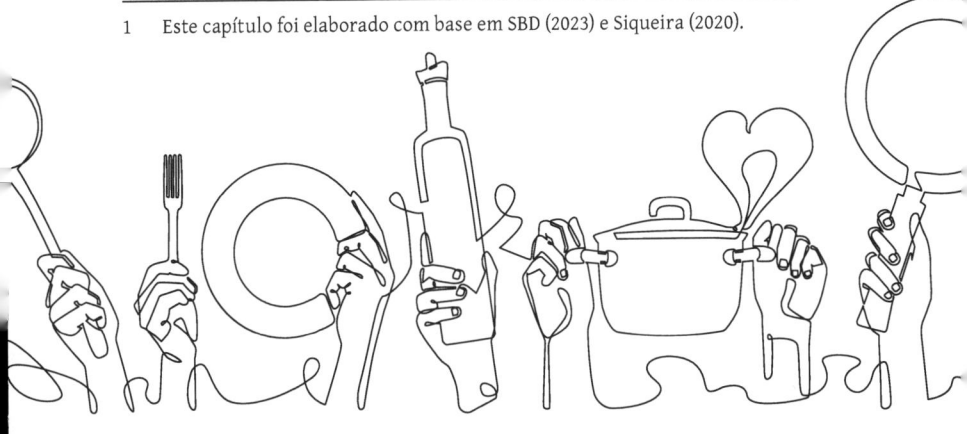

---

[1] Este capítulo foi elaborado com base em SBD (2023) e Siqueira (2020).

Conteúdos do capítulo:
- Definição e fisiopatologia do diabetes mellitus (DM).
- Implicações do diabetes no consumo alimentar dos indivíduos.
- Terapia nutricional.
- Carboidratos complexos.
- Receitas para pessoas com diabetes.

Após o estudo deste capítulo, você será capaz de:
1. elencar as principais características do indivíduo com diabetes mellitus (DM);
2. identificar as estratégias para o controle adequado da glicemia;
3. compreender a conduta nutricional do diabetes;
4. indicar técnicas culinárias factíveis para pessoas com diabetes;
5. executar receitas referentes ao tema e aplicar as técnicas exploradas.

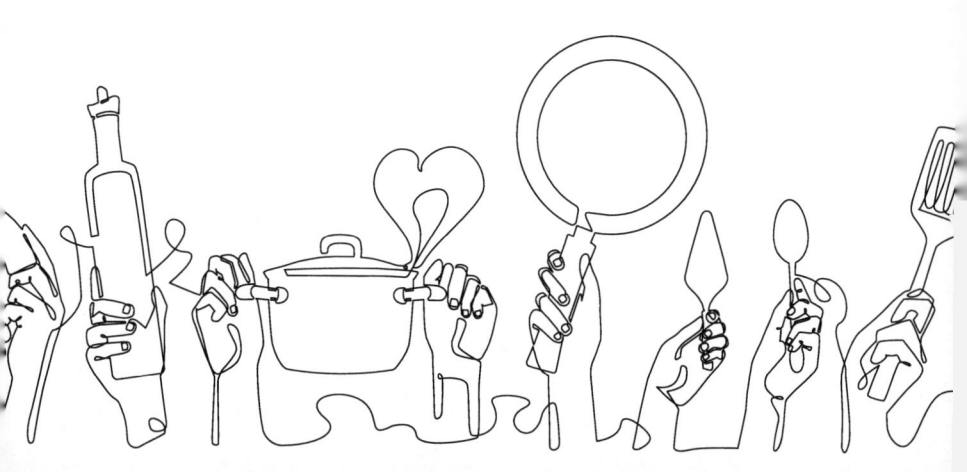

4.1 Palavra do nutricionista

O diabetes mellitus (DM) é uma condição médica crônica que afeta o modo como o corpo processa a glicose. Existem dois tipos principais de DM: o tipo 1 e o tipo 2.

O **diabetes mellitus tipo 1 (DM1)** ocorre quando o sistema imunológico do corpo ataca e destrói as células produtoras de insulina do pâncreas. Geralmente, é diagnosticado em crianças e adultos jovens e exige a injeção diária de insulina para garantir a sobrevivência do indivíduo. O DM1 é considerado uma doença crônica de etiologia autoimune, que evolui com destruição das células-beta pancreáticas, levando a uma diminuição progressiva na produção de insulina – essa destruição pode ser imunomediada ou idiopática.

O DM1 autoimune parece resultar de uma agressão ambiental (infecciosa ou tóxica) às células-beta do pâncreas em indivíduos predispostos geneticamente – enquanto ataca o agente invasivo, o sistema imunológico destrói as células endócrinas pancreáticas. Assim, o tratamento se baseia no uso de insulina, na automonitoração da glicemia, na alimentação adequada, sobretudo de acordo com o esquema de insulina, e no exercício físico.

Já o **diabetes mellitus tipo 2 (DM2)** é mais comum e ocorre quando o corpo não consegue usar a insulina de forma eficaz ou não produz insulina suficiente para atender às necessidades do corpo. O DM2 é, geralmente, diagnosticado em adultos, embora esteja se tornando cada vez mais comum em crianças e adolescentes em razão de fatores como obesidade e sedentarismo.

O DM2 é resultado de uma falência geneticamente programada das células-beta para compensar a resistência, herdada ou adquirida, à insulina. O estilo de vida e o excesso de peso são os pontos fundamentais para a resistência à insulina, principalmente a gordura visceral, pois os adipócitos abdominais são resistentes à insulina. A produção de insulina aumentada é um mecanismo compensatório para a resistência à insulina; porém, os indivíduos geneticamente predispostos a desenvolver DM são incapazes de se adaptar ao aumento da demanda secretória de insulina, com perda da função das células-beta. Assim, ocorre o aumento dos níveis plasmáticos da glicose pós-prandial e a elevação nas concentrações plasmáticas da glicose de jejum.

Os principais fatores de risco para o desenvolvimento do DM2 são: índice de massa corporal (IMC) acima de 25 kg/m^2; histórico familiar; sedentarismo; hipertensão arterial; etnia de alto risco (negros, latinos, americanos nativos, americanos asiáticos e de ilhas do Pacífico); HDL-cl <35 mg/dL e/ou TGL> 250 mg/dL; síndrome de ovários policísticos; histórico de doença vascular; histórico de gestação com recém-nascido com peso superior a 4 kg ou diagnóstico de diabetes mellitus gestacional (DMG).

O peso exerce um grande papel no desenvolvimento do DM2: o risco é de 50% para indivíduos com IMC superior a 30 kg/m² e de 90% para pessoas com IMC acima de 40 kg/m². O tratamento exige mudança do estilo de vida, com adequação da alimentação e implementação de atividades físicas, além do tratamento medicamentoso, que inclui os antidiabéticos orais, em monoterapia ou em combinações, e o uso de insulina, que pode ser somente insulina basal ou insulinoterapia plena. A automonitoração da glicemia também pode ser um coadjuvante no tratamento do DM2.

Alguns dos sintomas comuns do DM incluem sede excessiva, micção frequente, fome constante, fadiga, perda de peso inexplicável, visão embaçada, feridas que demoram para cicatrizar e infecções recorrentes. No entanto, muitas pessoas com DM não apresentam sintomas e, por isso, é importante fazer exames de rotina para a detecção da doença.

> **Importante!**
> O diabetes mellitus (DM) é uma condição crônica que pode levar a complicações graves se não for tratado adequadamente. As complicações incluem doenças cardíacas, derrames, problemas renais, cegueira, danos aos nervos e amputações. Contudo, o

> controle adequado do açúcar no sangue e o tratamento precoce podem ajudar a prevenir ou a retardar o aparecimento dessas complicações.

As complicações agudas do DM, sobretudo a hipoglicemia e a hiperglicemia, exigem intervenção nutricional planejada e precoce. As complicações crônicas apresentam grande impacto na morbimortalidade do DM e nos custos despendidos com a doença.

As doenças cardiovasculares são a principal causa de óbito entre os indivíduos com DM, equivalendo a cerca de metade dos óbitos. As complicações crônicas do DM são divididas em macrovasculares, incluindo as doenças cardiovasculares (doença coronariana, doença cerebrovascular e doença arterial periférica), e as microvasculares, como retinopatia, nefropatia e neuropatia. Essas complicações são extremamente prevalentes: cerca de metade dos portadores de DM2 apresenta complicações macrovasculares e cerca de um terço apresenta complicações microvasculares. Além disso, o DM tem sido associado a outras inúmeras doenças, por contribuir com o agravamento, direta ou indiretamente, de doenças musculoesqueléticas, do sistema digestivo, da função cognitiva e de diversos tipos de câncer.

Para saber mais
A Sociedade Brasileira de Diabetes (SBD) publicou a Diretriz Oficial no ano de 2022, a qual foi atualizada em 2023. Trata-se de um documento de referência tanto para profissionais da área da saúde quanto para pacientes. O objetivo da diretriz é disseminar informações com embasamento científico sobre o diabetes e seu correto manejo.

SBD – Sociedade Brasileira de Diabetes. **Diretriz da Sociedade Brasileira de Diabetes.** 2023. Disponível em: <https://diretriz.diabetes.org.br>. Acesso em: 13 set. 2023.

4.2 Alimentação no tratamento de diabetes

O tratamento do DM inclui uma combinação de medicamentos, mudanças no estilo de vida e monitoramento regular do açúcar no sangue. É importante seguir as orientações médicas e manter um estilo de vida saudável, incluindo alimentação equilibrada e atividade física regular, a fim de manter a doença sob controle e prevenir complicações.

A **terapia nutricional** é um componente importante do tratamento para pacientes com diabetes tipos 1 e 2. A alimentação adequada pode ajudar a controlar os níveis de açúcar no sangue, reduzir o risco de complicações e melhorar a qualidade de vida dos pacientes.

Para pacientes com DM1, é importante garantir uma ingestão adequada de carboidratos para prevenir hipoglicemia (baixa de açúcar no sangue). Isso significa que os pacientes devem comer regularmente, incluindo refeições e lanches. A quantidade de carboidratos necessária pode variar de acordo com a idade, o peso, as atividades físicas praticadas e outros fatores individuais. É importante trabalhar com um nutricionista especializado em DM para desenvolver um plano alimentar individualizado.

Já para pacientes com DM2, a terapia nutricional é geralmente voltada para o controle de peso e a melhoria da sensibilidade à insulina. É importante reduzir a ingestão de calorias e carboidratos para ajudar no controle dos níveis de açúcar no sangue e melhorar a saúde em geral. É importante incluir alimentos saudáveis, como frutas, legumes, grãos integrais, proteínas magras e gorduras saudáveis. Também é importante limitar a ingestão de alimentos processados, açúcares adicionados e gorduras saturadas. Em ambos os tipos de diabetes, é importante monitorar os níveis de açúcar no sangue e ajustar a alimentação e o tratamento conforme a necessidade.

Alcançar ou manter o estado nutricional adequado e o controle glicêmico ideal mediante balanceamento energético, bem como prevenir ou tratar as complicações agudas ou crônicas, devem ser os objetivos da terapia nutricional nos pacientes diabéticos. Além disso, é preciso sempre considerar a individualidade e as preferências culturais e pessoais de cada paciente e o prazer em se alimentar, evitando pré-julgamentos e restrições alimentares sem comprovação científica.

Por fim, a terapia nutricional tem como objetivo prover ferramentas práticas para promover hábitos alimentares saudáveis, devendo ser instituída de maneira precoce e mantida como componente integrado ao plano geral de tratamento ao longo da progressão da doença.

As indicações de terapia nutricional são as mesmas passadas aos pacientes com outros diagnósticos. Assim, a via oral deve ser a preferencial sempre que estiver disponível e funcionante. As necessidades nutricionais para manutenção de peso variam entre 25 e 35 kcal/kg de peso/dia. Em pacientes com sobrepeso ou obesidade, a perda de peso é fundamental para reverter a resistência à insulina. Nesses casos, recomenda-se de 20 a 25 kcal/kg de peso ideal/dia.

A adequação do estado nutricional é fundamental; portanto, deve-se assegurar o consumo apropriado e suficiente de nutrientes – o que, muitas vezes, não acontece em virtude das restrições alimentares impostas – e evitar a hiperalimentação, que, além de resultar em excesso de peso, pode desfavorecer o controle glicêmico.

É altamente aconselhável que pacientes com sobrepeso ou obesidade que tenham diabetes ou pré-diabetes busquem uma perda de peso, representando, pelo menos, 5% de sua massa corporal inicial. O alcance dessa meta pode trazer benefícios clínicos progressivos, com melhorias ainda mais significativas quando a perda de peso atinge cerca de 15% do peso inicial, especialmente quando essa redução ocorre logo após o diagnóstico.

A perda de peso melhora o controle glicêmico, reduz doses de medicamentos e fatores de risco para DCV e promove qualidade de vida. Por outro lado, o DM também está relacionado ao comprometimento do estado nutricional, com a redução da força muscular, pior qualidade do músculo e maior perda de massa muscular, resultando em maior risco de sarcopenia e fragilidade. A sarcopenia também é fator causal da resistência à insulina.

Não existe um padrão ideal de alimentação para DM; por isso, a terapia nutricional deve ser individualizada e estar de acordo com as particularidades do paciente. Para isso, é essencial a anamnese completa do paciente, incluindo histórico do gerenciamento de peso, hábitos alimentares, atividades físicas praticadas, doses e horários de medicações (hipoglicemiantes orais e insulina), fatores psicossociais, ocorrência e horários de hipo e hiperglicemias, preferências do paciente, acesso a alimentos e, até mesmo, capacidade e disponibilidade para fazer mudanças comportamentais.

O consumo proteico é fundamental e deve ser suficiente para manter o estado nutricional do paciente. A prescrição de proteína deve ser individualizada, devendo, em geral, permanecer entre 15% e 20% do valor energético total diário ou entre 1,0 g/kg e 1,5 g/kg de proteína por dia.

Importante!
O ganho de massa magra tem sido inversamente associado à resistência insulínica. Em casos de doenças renais, deve-se limitar o consumo a 0,8 g/kg por dia. É importante mesclar o consumo de proteínas de origem vegetal e animal para que todos os aminoácidos essenciais sejam consumidos.

Preste atenção!
A sarcopenia deve ser uma grande preocupação nos pacientes com DM, uma vez que estudos indicam que um indivíduo diabético apresenta maior perda de massa muscular e de função muscular quando comparado a alguém da mesma idade sem DM. Além disso, existe uma relação bidirecional entre DM e sarcopenia: o DM aumenta o risco de sarcopenia, mas a sarcopenia também aumenta a resistência à insulina, uma vez que a perda de massa muscular resulta em menor sensibilidade à insulina. Para idosos com DM, a recomendação de proteína deve ser de 1,2 a 1,5 g/kg por dia.

O consumo de lipídios deve ser controlado em razão do elevado risco cardiovascular, devendo compor de 25% a 35% do valor energético total diário. Esse percentual deve ser distribuído em: <7% de ácidos graxos saturados; <10% de poli-insaturados; e <20% de monoinsaturados. As gorduras trans devem compor menos de 1% desse percentual e o consumo de colesterol dietético deve ser inferior a 200 mg por dia. Atualmente, acredita-se que a qualidade de gordura consumida é mais importante que a quantidade.

Os carboidratos devem compor de 45% a 60% do valor energético total diário (consumo mínimo de 130 g de carboidratos por dia) e o consumo deve ser fracionado durante o dia. Para o controle glicêmico, tanto a quantidade quanto o tipo de carboidrato são importantes.

Com relação ao tipo de carboidrato, o consumo de alimentos de baixo índice glicêmico e baixa carga glicêmica pode trazer benefícios adicionais para o controle glicêmico quando o consumo é contabilizado. Entretanto, o índice glicêmico deve ser utilizado com cautela, pois não há evidência referente à sua utilização como estratégia primária na terapia nutricional.

A utilização de listas de classificação dos alimentos de acordo com o índice glicêmico dificulta a adesão ao plano alimentar, e é importante destacar que nem sempre o alimento de menor índice glicêmico é um alimento mais saudável. Além disso, a combinação de alimentos na refeição e o modo de preparo podem alterar o índice glicêmico do alimento.

Alguns pacientes podem se beneficiar de restrições maiores de carboidratos, sobretudo os obesos com curta duração de DM2, pois podem reduzir medicamentos para DM. A restrição de carboidratos, entretanto, é contraindicada para alguns pacientes, como gestantes e lactantes, pacientes que utilizam inibidores de SGLT-2, pacientes com doença renal crônica (DRC) e pacientes com distúrbios alimentares. Além disso, não existe, até o momento, evidência de segurança e desfecho a longo prazo para pacientes com DM1.

Os pacientes com DM devem consumir, sem dúvidas, carboidratos com alta densidade de nutrientes e ricos em fibras. A ingestão de sacarose não deve ser proibida, mas deve ser inferior a 5% do valor energético total. Recomenda-se consumo mínimo de 20 g de fibras por dia, ou 14 g/1 000 kcal. A monitorização da glicemia pós-prandial é o melhor guia para identificar as respostas específicas de cada alimento sobre a glicemia. Com relação à quantidade de carboidratos, o método de contagem é o ideal para atingir o controle glicêmico em pacientes diabéticos.

4.3 Palavra do *chef*

Na gastronomia, os carboidratos são amplamente usados para preparar uma variedade de pratos, como massas, pães, bolos, tortas, sobremesas e muito mais. Eles também são utilizados como espessantes em molhos e sopas, além de serem a base de muitas bebidas, como cerveja e vinho. Além disso, os carboidratos também são importantes na criação de texturas em pratos como purês, cremes, *mousses* e gelatinas, e podem ser usados como agentes de ligação em produtos de panificação, como pães e bolos.

Ao preparar refeições e desenvolver novas receitas, deve-se considerar a qualidade dos carboidratos utilizados, conforme descrito a seguir.

Diferenças entre os carboidratos simples e os carboidratos complexos

Os carboidratos são compostos orgânicos que desempenham um papel fundamental como fonte de energia para o corpo humano. Eles podem ser classificados em dois tipos principais: simples e complexos. Os **carboidratos simples**, também conhecidos como *açúcares simples*, são moléculas pequenas que são rapidamente digeridas e absorvidas pelo organismo. Geralmente são encontrados em alimentos como açúcar refinado, refrigerantes, doces, mel, xarope de milho, sucos de fruta adoçados, pão branco, massas refinadas, bolos e frutas, como banana, uva, manga, maçã e laranja (embora algumas frutas contenham mais carboidratos complexos). Por serem rapidamente absorvidos, eles podem levar a picos rápidos de açúcar no sangue e, em seguida, a quedas bruscas, o que pode causar fadiga e fome novamente logo após a ingestão.

Já os **carboidratos complexos** são moléculas maiores e mais complexas que são digeridas e absorvidas mais lentamente pelo organismo. Eles são encontrados em alimentos como legumes (como feijão, lentilha e grão-de-bico), frutas (como pera, maçã, laranja, kiwi e mirtilos), vegetais (como brócolis, couve-flor e espinafre), batatas, inhame e cereais integrais (como arroz integral, trigo integral, aveia e quinoa). Por serem digeridos mais lentamente, os carboidratos complexos têm um efeito mais gradual sobre o açúcar no sangue e podem fornecer energia de modo mais sustentado ao longo do tempo.

Figura 4.1 – Alimentos que são fonte de carboidratos complexos

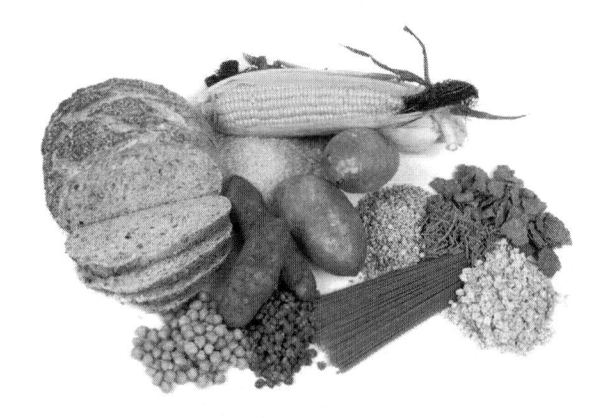

4.4 Receitas para pacientes diabéticos

Receitas destinadas a pacientes com diabetes devem ser cuidadosamente planejadas, com ênfase no controle dos níveis de glicose no sangue. As receitas a seguir foram elaboradas de maneira criteriosa, optando-se por carboidratos de baixo índice glicêmico, como grãos integrais, legumes e vegetais, para evitar picos de açúcar no sangue.

É fundamental limitar a adição de açúcares simples e optar por alternativas mais saudáveis, como adoçantes naturais. Além disso, as receitas priorizam a alta quantidade de fibras, que visa ajudar a regular os níveis de glicose e promover a saciedade. O controle das gorduras saturadas e do sódio também é importante para prevenir complicações relacionadas à diabetes, como doenças cardíacas e hipertensão.

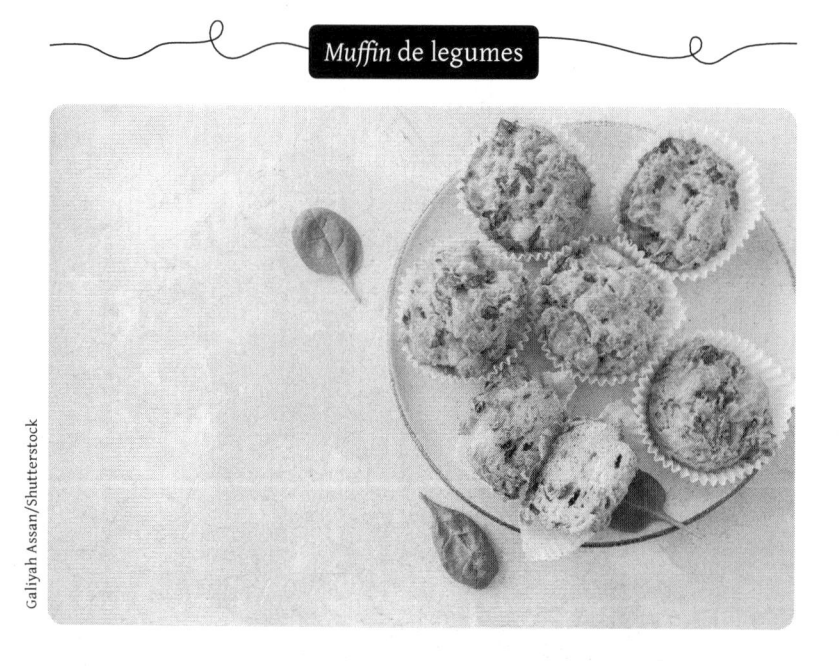

Muffin de legumes

Rendimento
- 15 porções

Ingredientes
- 1 abobrinha
- 1 cenoura

- 1 chuchu
- 200 g de ricota
- 1 ovo
- 200 ml de iogurte natural semidesnatado ou desnatado
- 1 xícara de chá de farinha de trigo
- 1 colher de chá de fermento em pó
- 1 colher de sopa de azeite de oliva
- Ervas frescas a gosto

Modo de preparo

1. Rale a abobrinha, a cenoura e o chuchu em tiras mais espessas e misture o restante dos ingredientes.
2. Coloque a massa em formas para *cupcake* e *muffins* previamente untadas.
3. Leve para assar em forno preaquecido a 200 ºC até que os bolinhos fiquem dourados.

Valores nutricionais do *muffin* de legumes (porção de 80 g)

Calorias	74,13 kcal	Ferro	0,55 mg	Vitamina A (retinol)	23,69 mcg
Proteína	3,71 g	Potássio	130 mg	Vitamina B1 (tiamina)	0,03 mg
Carboidratos	10,46 g	Cálcio	68,26 mg	Vitamina B2 (riboflavina)	0,08 mg
Lipídios	2,10 g	Selênio	4,52 mcg	Vitamina B12 (cobalamina)	0,13 mcg
Fibra	1,29 g	Zinco	0,42 mg	Vitamina C (ácido ascórbico)	4,91 mg
Sódio	61,43 mg	Magnésio	11,54 mg	Vitamina E (tocoferol)	0,23 mg

Sopa de carne bovina

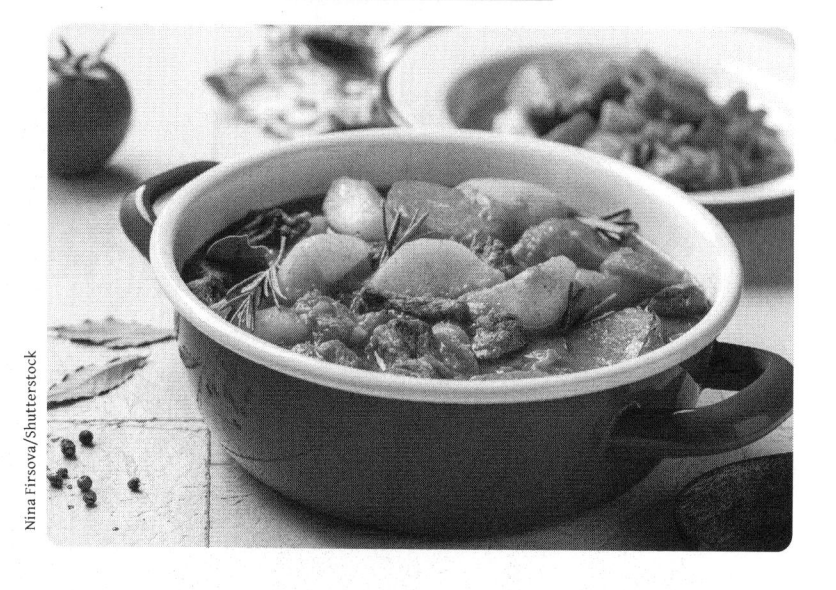

Rendimento

- 4 porções

Ingredientes

- 200 g de posta ou músculo bovino em cubos
- 1 cebola picada
- ½ talo de salsão cortado em pedaços pequenos
- 2 dentes de alho amassados
- 500 ml de água
- 1 batata-inglesa em cubos
- 1 cenoura em cubos
- ½ xícara de aveia em grãos
- Temperos a gosto

Modo de preparo

1. Em uma panela de pressão, cozinhe a carne bovina com a água, a cebola, o salsão e o alho.
2. Quando a carne estiver cozida, acrescente a batata, a cenoura e os temperos.
3. Por fim, adicione a aveia e deixe cozinhar até que a carne e os legumes estejam macios.

Valores nutricionais da sopa de carne bovina (porção de 200 g)

Calorias	235,5 kcal	Ferro	2,66 mg	Vitamina A (retinol)	845 mcg
Proteína	9,94 g	Potássio	568 mg	Vitamina B1 (tiamina)	0,4 mg
Carboidratos	41,61 g	Cálcio	47 mg	Vitamina B2 (riboflavina)	0,12 mg
Lipídios	3,75 g	Selênio	3,31 mcg	Vitamina B12 (cobalamina)	0,17 mcg
Fibra	6,34 g	Zinco	2,15 mg	Vitamina C (ácido ascórbico)	12,39 mg
Sódio	204,48 mg	Magnésio	87,9 mg	Vitamina E (tocoferol)	0,40 mg

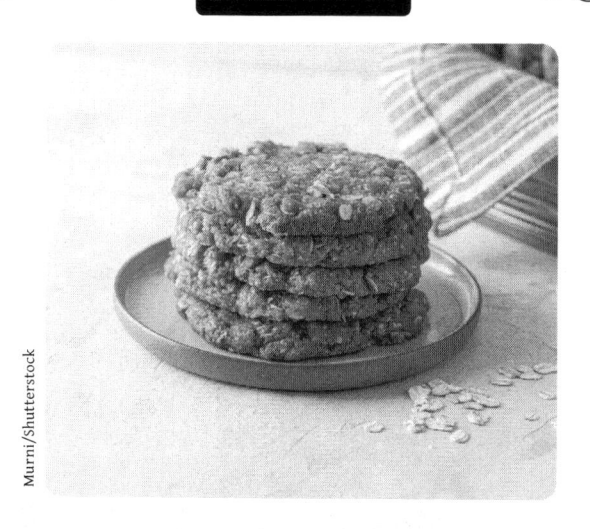

Biscoito de aveia

Rendimento
- 15 porções

Ingredientes
- 3 bananas-nanicas
- 1 xícara de aveia em flocos
- ½ xícara de cacau em pó

Modo de preparo
1. Em uma vasilha, misture todos os ingredientes até formar uma massa.
2. Em uma assadeira, coloque uma folha de papel-manteiga untado e distribua porções de 1 colher de chá de massa, deixando espaço entre os biscoitos.
3. Leve ao forno preaquecido a 160 ºC por 15 minutos ou até que os biscoitos fiquem dourados.

Valores nutricionais do biscoito de aveia (porção de 25 g)

Calorias	62,6 kcal	Ferro	0,85 mg	Vitamina A (retinol)	*
Proteína	2,48 g	Potássio	89,73 mg	Vitamina B1 (tiamina)	0,07 mg
Carboidratos	11,43 g	Cálcio	6 mg	Vitamina B2 (riboflavina)	*
Lipídios	0,73 g	Selênio	*	Vitamina B12 (cobalamina)	*
Fibra	1,89 g	Zinco	0,43 mg	Vitamina C (ácido ascórbico)	0,70 mg
Sódio	0,20 mg	Magnésio	21,73 mg	Vitamina E (tocoferol)	*

Almôndegas de cenoura

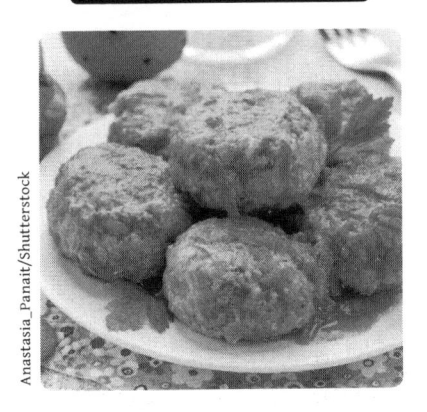

Anastasia_Panait/Shutterstock

Rendimento
- 4 porções

Ingredientes
- 1 xícara de chá de aveia em flocos
- 1 xícara de chá de cenoura ralada

- 4 colheres de sopa de ricota
- ½ xícara de chá de farinha de trigo integral
- 2 ovos
- Ervas frescas a gosto
- Sal a gosto

Modo de preparo

1. Inicie o preparo das almôndegas misturando todos os ingredientes em um *bowl*.
2. Quando obtiver uma massa homogênea, faça bolinhas de aproximadamente 25 g.
3. Coloque as bolinhas em uma assadeira untada.
4. Leve ao forno preaquecido a 180 ºC por, aproximadamente, 25 minutos.

Valores nutricionais das almôndegas de cenoura (porção de 100 g)

Calorias	270,75 kcal	Ferro	2,58 mg	Vitamina A (retinol)	64,60 mcg
Proteína	13,22 g	Potássio	293,25 mg	Vitamina B1 (tiamina)	0,33 mg
Carboidratos	37,14 g	Cálcio	84,93 mg	Vitamina B2 (riboflavina)	0,22 mg
Lipídios	7,84 g	Selênio	7,32 mcg	Vitamina B12 (cobalamina)	0,31 mcg
Fibra	5,24 g	Zinco	2 mg	Vitamina C (ácido ascórbico)	1,41 mg
Sódio	62 mg	Magnésio	76,42 mg	Vitamina E (tocoferol)	0,56 mg

Chips de batata-yacon

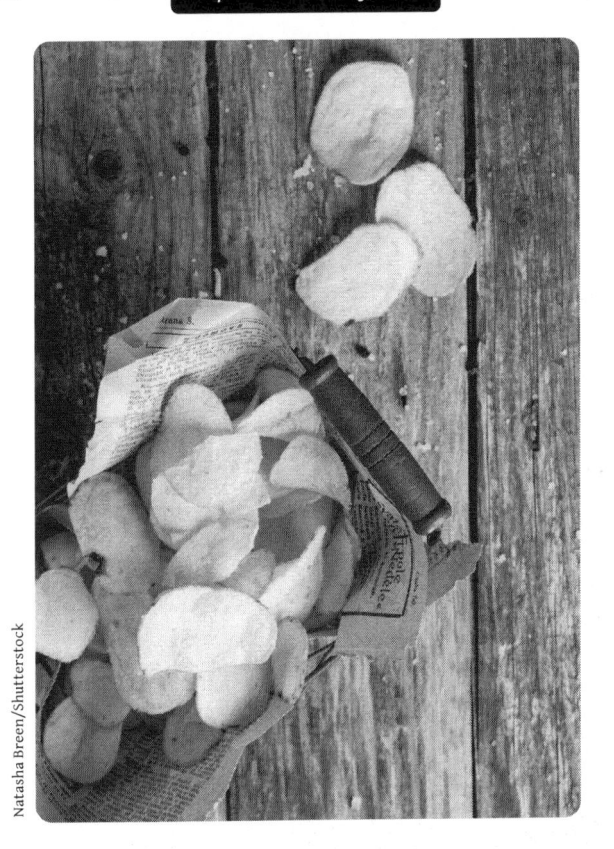

Rendimento
- 2 porções

Ingredientes
- 2 batatas-yacon
- 2 colheres de sopa de azeite de oliva
- 3 dentes de alho amassados
- Temperos a gosto

Modo de preparo

1. Misture o azeite, os temperos escolhidos e o alho amassado. Reserve.
2. Após higienizar as batatas, fatie-as em rodelas finas, coloque no azeite temperado e reserve.
3. Forre uma assadeira com papel-alumínio.
4. Retire as rodelas do azeite e coloque-as uma a uma na assadeira preparada.
5. Leve a assadeira ao forno preaquecido a 220 ºC de 30 a 40 minutos, virando as batatas a cada 10 minutos, até que fiquem douradas.
6. **Observação:** Também é possível preparar a receita na Air Fryer, assando as batatas por 15 minutos a 180 ºC. Nesse caso, é preciso abrir na metade do tempo estipulado para mexer.

Valores nutricionais dos *chips* de batata-yacon (porção de 150 g)

Calorias	185 kcal	Ferro	0,86 mg	Vitamina A (retinol)	2 387 mcg
Proteína	2,13 g	Potássio	257 mg	Vitamina B1 (tiamina)	0,7 mg
Carboidratos	26,65 g	Cálcio	29,5 mg	Vitamina B2 (riboflavina)	0,15 mg
Lipídios	8,10 g	Selênio	0,98 mcg	Vitamina B12 (cobalamina)	*
Fibra	3,93 g	Zinco	0,38 mg	Vitamina C (ácido ascórbico)	24 mg
Sódio	71,91 mg	Magnésio	14 mg	Vitamina E (tocoferol)	5,5 mg

Macarrão refrescante

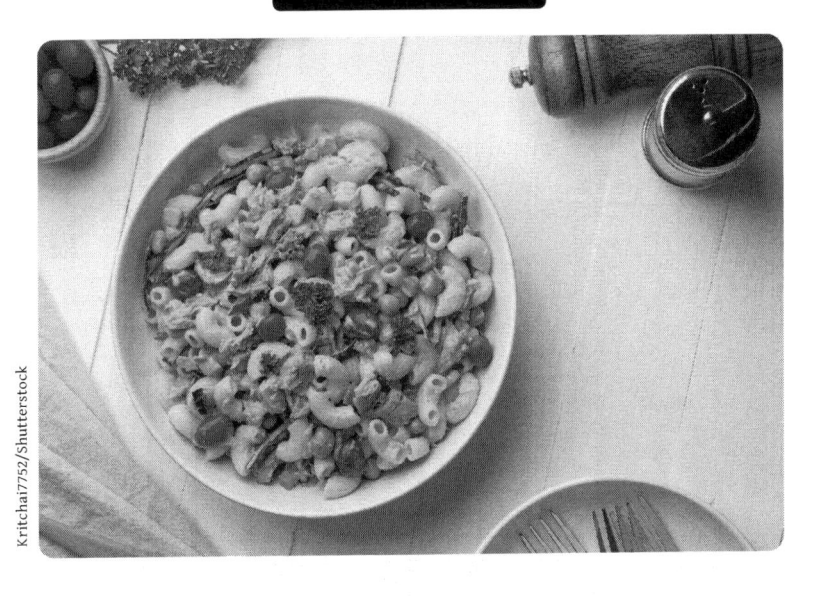

Rendimento
- 4 porções

Ingredientes
- 2 tomates
- 50 g de azeitonas sem caroço
- 1 lata de atum em água
- 200 g de ricota ou queijo *cottage*
- 2 colheres de sopa de balsâmico
- 2 colheres de sopa de azeite de oliva
- 400 g de macarrão
- Sal e ervas frescas a gosto

Modo de preparo

1. Misture os tomates, as azeitonas, o atum, as ervas frescas, a ricota e o sal.
2. Tempere os ingredientes com o balsâmico e o azeite.
3. Misture essa preparação com o macarrão e sirva em seguida.

Valores nutricionais do macarrão refrescante (porção de 250 g)

Calorias	368 kcal	Ferro	2,53 mg	Vitamina A (retinol)	79,8 mcg
Proteína	21,92 g	Potássio	313 mg	Vitamina B1 (tiamina)	0,31 mg
Carboidratos	35,58 g	Cálcio	132 mg	Vitamina B2 (riboflavina)	0,28 mg
Lipídios	15,16 g	Selênio	53 mcg	Vitamina B12 (cobalamina)	0,91 mcg
Fibra	2,91 g	Zinco	1,53 mg	Vitamina C (ácido ascórbico)	7,92 mg
Sódio	274,50 mg	Magnésio	41,37 mg	Vitamina E (tocoferol)	1,78 mg

Capítulo 5

Doenças renais

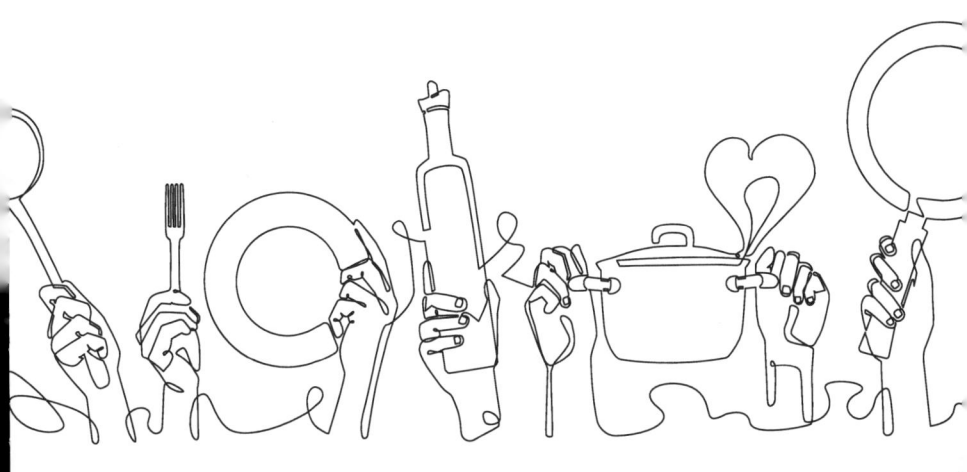

Conteúdos do capítulo:
- Definição e fisiopatologia das doenças renais.
- Implicações da doença renal no consumo alimentar dos indivíduos.
- Terapia nutricional.
- Estratégias culinárias para pessoas com doença renal.
- Receitas para indivíduos com doença renal.

Após o estudo deste capítulo, você será capaz de:
1. identificar as principais características do indivíduo com doença renal;
2. elencar as estratégias para manejo das doenças renais;
3. compreender a conduta nutricional nas doenças renais;
4. identificar técnicas culinárias factíveis para pessoas com doença renal;
5. executar receitas referentes ao tema e aplicar as técnicas exploradas.

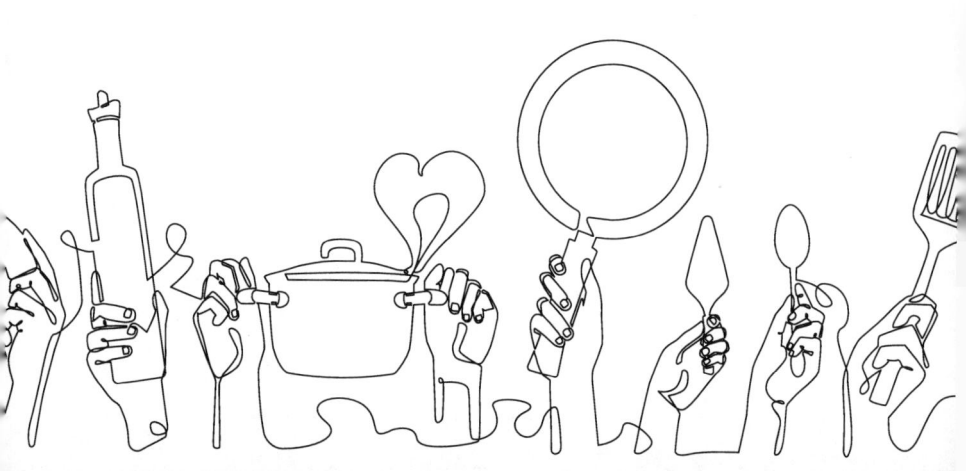

5.1 Palavra do nutricionista

O bom funcionamento dos rins é essencial para a manutenção da vida humana, considerando-se que o equilíbrio da química interna do corpo se deve, em grande parte, à sua função. Os rins estão localizados junto à parede posterior do abdômen, logo abaixo do diafragma, um de cada lado do corpo. Pesam cerca de 150 g cada e têm formato de feijão. Esses órgãos atuam como reguladores que, seletivamente, excretam e conservam água e vários compostos químicos (Younes-Ibrahim, 2021).

As doenças renais são condições que afetam os rins, órgãos responsáveis pela filtragem do sangue, pela remoção de resíduos e excesso de líquidos do corpo, pela regulação do equilíbrio de eletrólitos e pela produção de hormônios que controlam a pressão arterial e a produção de células vermelhas do sangue.

Existem diversos tipos de doenças renais, entre elas: doença renal crônica (DRC), doença renal aguda (DRA), nefrite intersticial, glomerulonefrite, cistos renais, pedras nos rins, infecções urinárias e câncer renal. Os sintomas podem variar, dependendo do tipo de enfermidade, mas geralmente incluem dor nas costas ou no abdômen, inchaço nas pernas e nos tornozelos, fadiga, perda de apetite, náusea, vômito e alterações na micção (Almeida et al., 2019).

De acordo com Riella e Martins (2013), é possível segmentar as doenças renais em quadros agudos e crônicos. Ambos são altamente prevalentes e representam causas importantes de morbidade e mortalidade. Para aferir a saúde renal e classificar as doenças, utilizamos o indicador da taxa de filtração glomerular (TFG), que permite medir a capacidade funcional do rim em filtrar e eliminar as substâncias tóxicas do organismo. O exame é realizado com uma coleta de urina de 24 horas, na qual se dosa a creatinina que foi eliminada e se quantifica a creatinina que permaneceu no sangue, sendo o valor obtido ajustado para a superfície corporal.

Além da creatinina, outros marcadores endógenos têm sido estudados para avaliar a função renal, como a cistatina C, que é um indicador mais precoce na detecção da diminuição da filtração glomerular (Riella; Martins, 2013). Obter o diagnóstico correto e saber o estágio da doença são etapas de suma importância para entendermos as especificidades de cada caso e delimitar a abordagem nutricional, visto que esta irá depender de cada etapa e do tratamento escolhido para o caso.

> **Para saber mais**
> Confira a Diretriz de Terapia Nutricional no Paciente com Doença Renal, publicada pela Sociedade Brasileira de Nutrição Parenteral e Enteral (Braspen) e preparada por um grupo de especialistas de diferentes áreas da Braspen, da Associação Brasileira de Nutrição (Asbran) e da Sociedade Brasileira de Nefrologia (SBN).
>
> DIRETRIZ BRASPEN de Terapia Nutricional no Paciente com Doença Renal. **Braspen Journal**, v. 36, n. 2, 2021. Disponível em: <https://www.asbran.org.br/storage/downloads/files/2021/07/diretriz-de-terapia-nutricional-no-paciente-com-doenca-renal.pdf>. Acesso em: 13 set. 2023.

> **Perguntas & respostas**
> Quais as diferenças entre doença renal aguda (DRA) e doença renal crônica (DRC)?
> A principal diferença entre a doença renal aguda e a crônica é a rapidez com que os sintomas se desenvolvem e a duração da condição (Diretriz Braspen..., 2021). A **doença renal aguda (DRA)** é uma condição súbita que se desenvolve rapidamente em um curto período, geralmente em questão de dias ou semanas. Ela ocorre quando os rins não conseguem filtrar o sangue adequadamente, o que leva a um acúmulo de toxinas e resíduos no corpo. Algumas causas comuns de doença renal aguda incluem:

lesão renal, insuficiência cardíaca, infecções graves, desidratação e obstrução das vias urinárias. Os sintomas podem incluir diminuição da produção de urina, inchaço nas pernas e nos tornozelos, fadiga, náusea, vômito e dor abdominal. Trata-se de um quadro clínico que pode ser revertido com tratamento adequado.

Já a **doença renal crônica (DRC)** é uma condição que se desenvolve ao longo de um período prolongado, geralmente anos, e pode ser desencadeada por outros quadros, incluindo diabetes, hipertensão arterial, infecções renais crônicas e doenças autoimunes (Diretriz Braspen..., 2021). Na DRC, os rins gradualmente perdem sua função, o que pode levar a complicações graves, como anemia, insuficiência renal e doenças cardiovasculares (DCV). Os sintomas podem incluir inchaço nas pernas e nos tornozelos, perda de apetite, náusea, fadiga, dificuldade para dormir e mudanças na micção. A DRC não tem cura, mas o tratamento pode retardar a progressão e controlar os sintomas (Diretriz Braspen..., 2021). De acordo com Aguiar et al. (2020, p. 11), a "DRC é um problema de saúde pública no mundo que continua negligenciado, sobretudo em seus estágios iniciais. O rastreamento da DRC por meio de exames laboratoriais é considerado de baixo custo e eficaz, podendo ocorrer pela avaliação do ritmo de filtração glomerular".

5.2 Terapia nutricional para indivíduos com doença renal

A avaliação do estado nutricional de pacientes com doença renal deve aplicar a combinação de histórico, achados físicos, medidas antropométricas, exames bioquímicos, testes e procedimentos clínicos relacionados à nutrição, visto que não há indicador único para avaliação do estado nutricional de pacientes com doença renal. A nutrição tem grande papel na prevenção das lesões renais e no manejo do quadro em todos os estágios identificados, reduzindo a progressão da doença e adiando a necessidade de diálise.

Os objetivos da terapia nutricional são: tratar a doença de base; manter o estado nutricional e metabólico; manter o equilíbrio hidroeletrolítico, ácido básico e mineral; apoiar as funções renais e de outros sistemas orgânicos; prevenir dano adicional; e auxiliar na recuperação dos rins, se possível.

A literatura especializada indica que o estado nutricional desses indivíduos tem relação direta com os desfechos da doença. Além disso, pacientes com doença renal têm alto risco de desnutrição, sendo a **desnutrição energético-proteica** uma das alterações mais importantes em pacientes com DRC (Vasconcelos et al., 2021).

As doenças renais agudas e crônicas são altamente prevalentes e representam causas importantes de morbidade e mortalidade nos pacientes afetados por essas enfermidades. A taxa de mortalidade pode ser elevada em algumas situações e variável de acordo com fatores etiológicos e estado clínico. Assim, a abordagem nutricional desses pacientes é complexa, pois eles representam um grupo heterogêneo, com características metabólicas e necessidades nutricionais distintas.

Pacientes com esse quadro clínico devem evitar ou limitar a ingestão de certos alimentos, especialmente aqueles que podem sobrecarregar os rins e agravar sua condição. Podemos citar como exemplos de alimentos que devem ser evitados ou consumidos com moderação :

- **Sal**: O excesso de sal pode aumentar a pressão arterial e sobrecarregar os rins. Por isso, é importante evitar alimentos salgados, como salgadinhos, alimentos processados, molhos e temperos prontos.
- **Alimentos ricos em potássio**: Em alguns estágios das doenças renais, os pacientes precisam limitar a ingestão de potássio, um mineral que ajuda a regular o batimento cardíaco e o equilíbrio de fluidos no corpo. Exemplos de alimentos ricos em potássio que devem ser evitados ou consumidos com moderação: bananas, laranjas, melão, batatas, tomates e espinafre.

- **Alimentos ricos em fósforo:** O excesso de fósforo pode afetar negativamente a saúde dos ossos e sobrecarregar os rins. Exemplos de alimentos ricos em fósforo que devem ser evitados ou consumidos com moderação: carne vermelha, frango, peixe, leite e produtos lácteos.
- **Bebidas alcoólicas:** O álcool pode afetar negativamente a função renal e aumentar o risco de DCV.

Além disso, é importante que os pacientes com doença renal consultem um nutricionista para obter orientações específicas para uma dieta adequada, pois as necessidades nutricionais podem variar de acordo com a gravidade da condição e outros fatores individuais (Vasconcelos et al., 2021).

5.3 Palavra do *chef*

A gastronomia pode ajudar pacientes com doença renal de várias maneiras, principalmente no que se refere à personalização da dieta. Ao desenvolver cardápios harmônicos de acordo com as necessidades nutricionais específicas de cada paciente, o profissional permite que esses indivíduos tenham refeições saborosas e variadas, ao mesmo tempo que controlam os nutrientes importantes para sua saúde renal. Nessa etapa, é de suma importância que os profissionais sejam criativos e sugiram receitas variadas, dominando as principais técnicas culinárias.

Outro ponto que merece destaque é que a gastronomia pode auxiliar no aumento da adesão à dieta, visto que seguir um plano alimentar restrito pode ser desafiador e, muitas vezes, leva à desistência. Assim, a gastronomia pode ajudar a tornar a dieta mais atraente e saborosa, o que pode aumentar a adesão a ela, melhorando, assim, o controle da doença renal em questão.

Por fim, a promoção da educação alimentar pode ser realizada por meio da gastronomia, tornando factível educar os pacientes sobre como escolher alimentos saudáveis e prepará-los de maneira adequada.

Como substituir o sal nas preparações

Substituir o sal nas refeições pode parecer extremamente desafiador; porém, existem algumas alternativas saudáveis e saborosas que podem ser usadas para melhorar o sabor dos alimentos.

- **Ervas e especiarias:** Ervas e especiarias, como orégano, manjericão, alecrim, tomilho, alho, gengibre, cominho, pimenta e noz-moscada, podem adicionar sabor e aroma a qualquer refeição.
- **Suco de limão:** O suco de limão pode dar um sabor ácido e refrescante a qualquer prato. Ele pode ser usado para temperar saladas, peixes, carnes e legumes.
- **Vinagre:** O vinagre pode ser usado como substituto do sal em muitas receitas. Ele pode ser usado em marinadas, molhos e temperos.
- **Alho e cebola:** O alho e a cebola podem acrescentar sabor e aroma a qualquer prato. Podem ser usados em refogados, sopas, guisados, molhos e saladas.

É importante alertar que não é aconselhável que pacientes com DRC consumam sal *light*, pois ele substitui o cloreto de sódio, utilizado no sal de cozinha comum, pelo cloreto de potássio, que não é indicado para pacientes de DRC.

Temperos naturais

Existem muitos temperos naturais que podem ser usados para dar sabor e aroma às refeições. Os mais comuns são:

- **Alecrim:** Erva com sabor forte e levemente amargo que combina bem com carne vermelha, frango, peixe e legumes.
- **Manjericão:** Erva com sabor doce e picante que combina bem com tomate, queijo, frango e peixe.
- **Orégano:** Erva com sabor forte e amargo que combina bem com molho de tomate, pizza, massas e carnes.
- **Tomilho:** Erva com sabor forte e aromático que combina bem com carnes, peixes, legumes e molhos.

- **Alho:** Tempero com sabor forte e picante que combina bem com carnes, peixes, legumes e massas.
- **Cebola:** Tempero com sabor doce e picante que combina bem com carnes, peixes, legumes e molhos.
- **Gengibre:** Tempero com sabor doce e picante que combina bem com frango, peixe, legumes e sopas.
- **Pimenta-do-reino:** Tempero com sabor forte e picante que combina bem com carnes, peixes, legumes e molhos.

Figura 5.1 – Tomilho, manjericão, cebolinha, sálvia, orégano, alecrim e salsinha

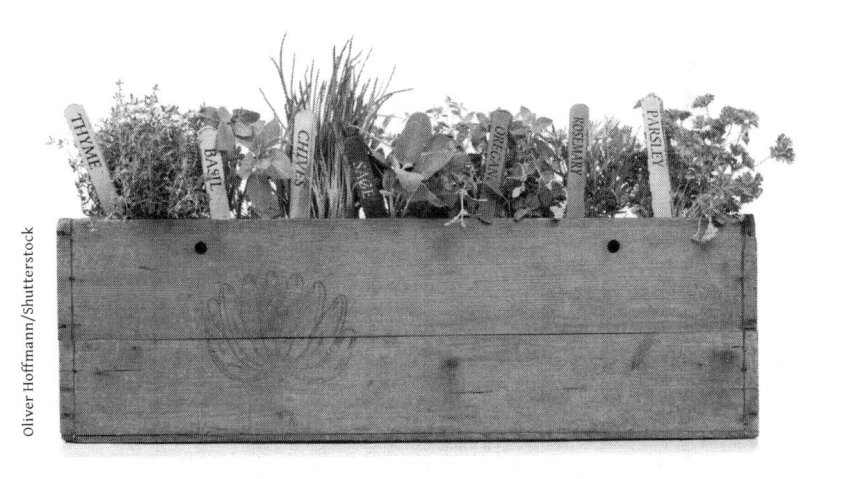

Reduzindo a concentração de potássio e fósforo no preparo das refeições

- **Evite alimentos ricos em potássio:** Alimentos ricos em potássio, como bananas, laranjas, abacates, batatas, tomates e espinafre, devem ser evitados ou consumidos com moderação.

- **Cozinhe os alimentos em água:** Cozinhar os alimentos em água pode ajudar a reduzir a quantidade de potássio e fósforo. Lembre-se de jogar a água fora após o cozimento.
- **Use substitutos de sal com baixo teor de potássio:** Substitutos de sal com baixo teor de potássio podem ser usados para reduzir a quantidade de potássio nas refeições.
- **Consuma alimentos com baixo teor de potássio:** Alimentos com baixo teor de potássio, como arroz, macarrão, maçãs, peras, morangos e brócolis, podem ser consumidos em maior quantidade.
- **Evite alimentos ricos em fósforo:** Alimentos ricos em fósforo, como carnes, aves, peixes, laticínios, nozes, sementes e grãos integrais, devem ser evitados ou consumidos com moderação.
- **Use substitutos de leite com baixo teor de fósforo:** Podem ser usados para reduzir a quantidade de fósforo nas refeições.
- **Consuma alimentos com baixo teor de fósforo:** Alimentos com baixo teor de fósforo, como arroz branco, macarrão, pão branco, maçãs, peras, pêssegos, mirtilos e brócolis, podem ser consumidos em maior quantidade.

5.4 Receitas para pacientes com doença renal

Ao desenvolver receitas para pacientes com doença renal, é crucial considerar as restrições dietéticas que visam proteger a função renal. As receitas a seguir contam com um controle rigoroso da ingestão de sódio, potássio e fósforo, uma vez que os rins não conseguem filtrar esses elementos adequadamente. Portanto, a escolha de alimentos com baixo teor desses minerais é fundamental. Além disso, a quantidade de proteína é controlada, uma vez que o excesso de proteína pode sobrecarregar os rins. É importante salientar que as receitas devem ser adaptadas para atender às necessidades nutricionais específicas de cada paciente e ao seu estágio da doença renal.

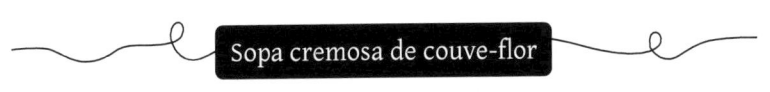

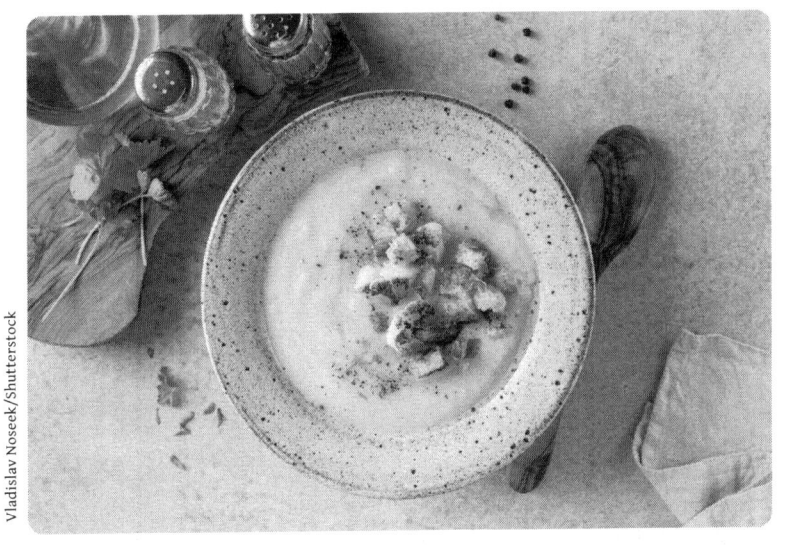

Sopa cremosa de couve-flor

Rendimento
- 1 porção

Ingredientes
- 1 colher de sopa de manteiga
- 3 colheres de sopa de cebola picada
- 2 colheres de sopa de farinha de trigo
- 1 colher de chá de pó de *curry*
- 1 colher de chá de cúrcuma em pó
- 2 xícaras de chá de caldo de legumes
- 200 g de couve-flor

- 100 ml água
- Ervas frescas a gosto

Modo de preparo
1. Em uma panela, refogue a cebola na manteiga.
2. Acrescente a farinha de trigo, o *curry* e a cúrcuma. Misture bem e adicione o caldo de legumes.
3. Mexa bem até engrossar.
4. Adicione a couve-flor e deixe cozinhar até ficar macia.
5. Desligue o fogo.
6. Adicione os temperos escolhidos e sirva em seguida.

Valores nutricionais da sopa cremosa de couve-flor (porção de 300 g)

Calorias	434,11 kcal	Ferro	4,35 mg	Vitamina A (retinol)	1,97 mcg
Proteína	10,26 g	Potássio	728,46 mg	Vitamina B1 (tiamina)	0,18 mg
Carboidratos	39,35 g	Cálcio	115,96 mg	Vitamina B2 (riboflavina)	0,22 mg
Lipídios	27,66 g	Selênio	1,38 mcg	Vitamina B12 (cobalamina)	*
Fibra	9,19 g	Zinco	1,51 mg	Vitamina C (ácido ascórbico)	178,87 mg
Sódio	415 mg	Magnésio	51,94 mg	Vitamina E (tocoferol)	0,17 mg

Muffin de batata-doce

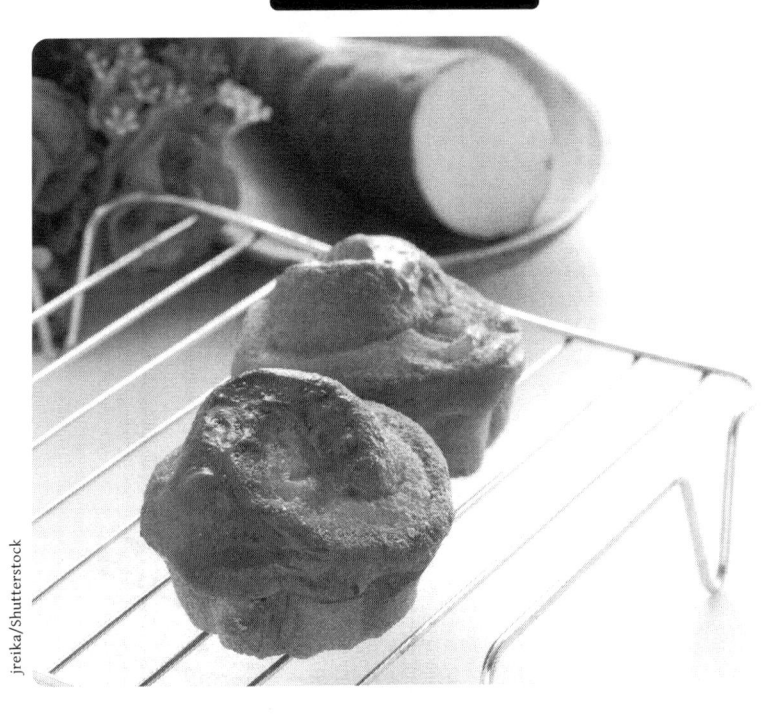

Rendimento

- 5 porções

Ingredientes

- 2 ovos
- 1 xícara de batata-doce cozida
- 2 colheres de sopa de tapioca em goma
- ½ xícara de água morna
- 1 g de sal
- 1 colher de sopa de azeite de oliva extravirgem
- 1 colher de chá de fermento
- Temperos a gosto

Modo de preparo

1. Inicie a preparação batendo os ovos no liquidificador por 1 minuto.
2. Adicione a batata-doce amassada, o azeite, a água morna, o sal, o orégano, a goma de tapioca, o fermento e bata mais um pouco.
3. Em seguida, despeje a mistura em uma forma untada.
4. Leve ao forno preaquecido a 180 °C por aproximadamente 20 minutos.

Valores nutricionais do *muffin* de batata-doce (porção de 80 g)

Calorias	124,20 kcal	Ferro	0,55 mg	Vitamina A (retinol)	985 mcg
Proteína	3,4 g	Potássio	126,6 mg	Vitamina B1 (tiamina)	*
Carboidratos	19,48 g	Cálcio	43,60 mg	Vitamina B2 (riboflavina)	0,17 mg
Lipídios	3,68 g	Selênio	5,94 mcg	Vitamina B12 (cobalamina)	0,20 mcg
Fibra	1,3 g	Zinco	0,40 mg	Vitamina C (ácido ascórbico)	9,57 mg
Sódio	265 mg	Magnésio	7,58 mg	Vitamina E (tocoferol)	2,37 mg

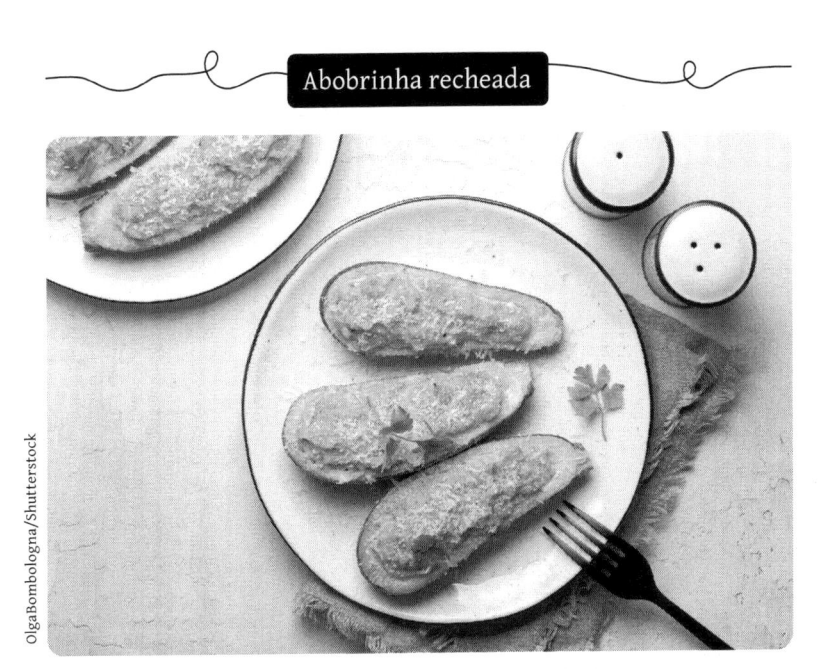

Abobrinha recheada

Rendimento
- 4 porções

Ingredientes
- 4 abobrinhas cozidas
- 1 colher de sopa rasa de sal
- 1 xícara de chá de ricota ou queijo *cottage*
- 1 xícara de chá de queijo minas frescal picado ou ralado
- 2 dentes de alho
- Ervas frescas a gosto
- 4 colheres de sopa de azeite de oliva
- 2 tomates

Modo de preparo

1. Corte as abobrinhas cozidas ao meio no sentido do comprimento e retire com cuidado a polpa. Reserve.
2. Em uma panela, aqueça o azeite e acrescente as polpas das abobrinhas, refogando-as até começar a amolecer.
3. Adicione o tomate, o alho e as ervas frescas e refogue. Quando estiver quase secando, desligue o fogo.
4. Recheie a abobrinha com o refogado preparado e com a ricota ou o queijo *cottage*.
5. Leve para assar em forno médio, preaquecido, por 30 minutos.
6. Retire do forno, coloque o queijo minas por cima e leve de volta ao forno por 10 minutos, ou até gratinar.

Valores nutricionais da abobrinha recheada (porção de 350 g)

Calorias	327,5 kcal	Ferro	1,46 mg	Vitamina A (retinol)	74 mcg
Proteína	17,31 g	Potássio	879 mg	Vitamina B1 (tiamina)	0,21 mg
Carboidratos	16,7 g	Cálcio	159 mg	Vitamina B2 (riboflavina)	0,16 mg
Lipídios	22,78 g	Selênio	8,5 mcg	Vitamina B12 (cobalamina)	*
Fibra	5,67 g	Zinco	0,95 mg	Vitamina C (ácido ascórbico)	49,5 mg
Sódio	353 mg	Magnésio	71,75 mg	Vitamina E (tocoferol)	1,82 mg

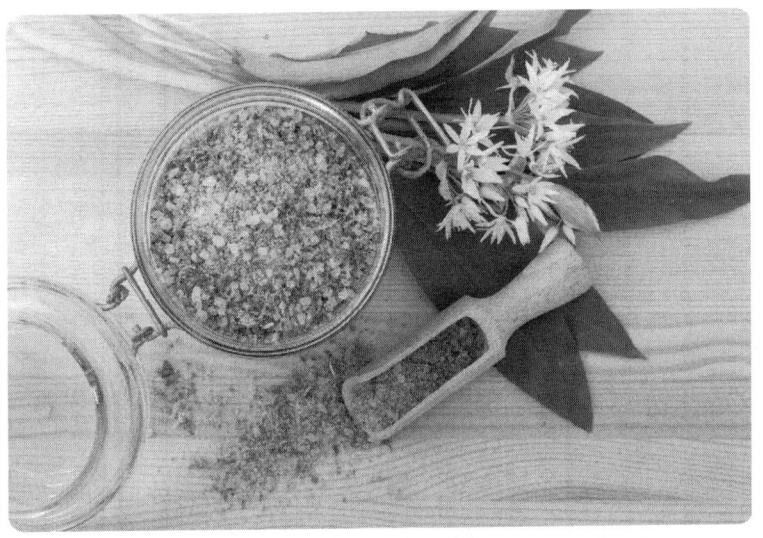

Sal de ervas

Rendimento
- 60 porções

Ingredientes
- 2 colheres de sopa de orégano seco
- 2 colheres de sopa de manjericão seco
- 1 colher de sopa de alecrim seco
- 2 colheres de sopa de salsinha seca
- 2 colheres de sopa de gergelim tostado
- 1 pitada de sal

Modo de preparo
1. Bata todos os ingredientes no liquidificador.
2. Se deseja, peneire em seguida.
3. **Observação**: Você pode acrescentar outros temperos que desejar.

Valores nutricionais do sal de ervas (porção de 1 g)

Calorias	2,7 kcal	Ferro	0,18 mg	Vitamina A (retinol)	3,1 mcg
Proteína	0,11 g	Potássio	23,44 mg	Vitamina B1 (tiamina)	*
Carboidratos	0,25 g	Cálcio	7,44 mg	Vitamina B2 (riboflavina)	*
Lipídios	0,18 g	Selênio	*	Vitamina B12 (cobalamina)	*
Fibra	0,16 g	Zinco	*	Vitamina C (ácido ascórbico)	0,26 mg
Sódio	16 mg	Magnésio	2,16 mg	Vitamina E (tocoferol)	*

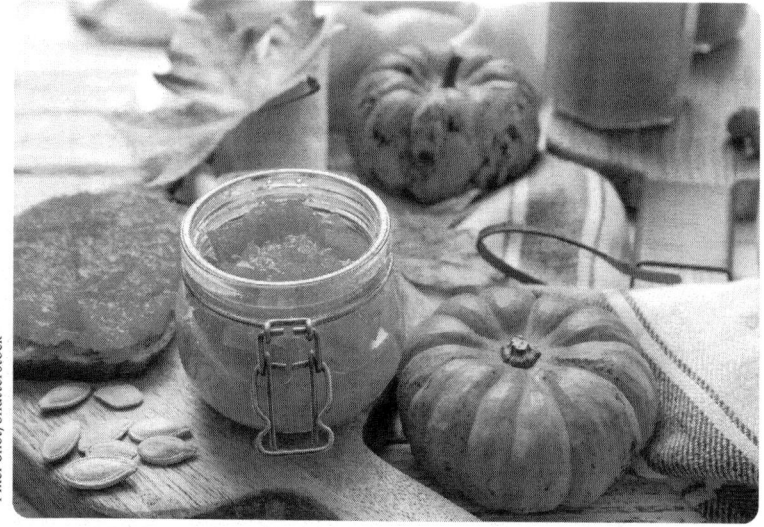

Doce de abóbora

Rendimento
- 36 porções

Ingredientes
- 1 moranga pequena
- 5 xícaras de chá de água
- 500 ml de leite desnatado
- 1 xícara de chá de açúcar
- Canela e cravo a gosto

Modo de preparo
1. Em uma panela, cozinhe a abóbora na água por aproximadamente 15 minutos.
2. Descarte a água de cozimento e adicione o leite, o açúcar, o cravo e a canela.
3. Deixe tudo cozinhar por aproximadamente 30 minutos ou até atingir o ponto desejado.

Valores nutricionais do doce de abóbora (porção de 100 g)

Calorias	57 kcal	Ferro	0,8 mg	Vitamina A (retinol)	298 mcg
Proteína	1,40 g	Potássio	0,09 mg	Vitamina B1 (tiamina)	0,04 mg
Carboidratos	13,22 g	Cálcio	26,55 mg	Vitamina B2 (riboflavina)	0,03 mg
Lipídios	0,4 g	Selênio	*	Vitamina B12 (cobalamina)	*
Fibra	0,5 g	Zinco	*	Vitamina C (ácido ascórbico)	35 mg
Sódio	*	Magnésio	*	Vitamina E (tocoferol)	*

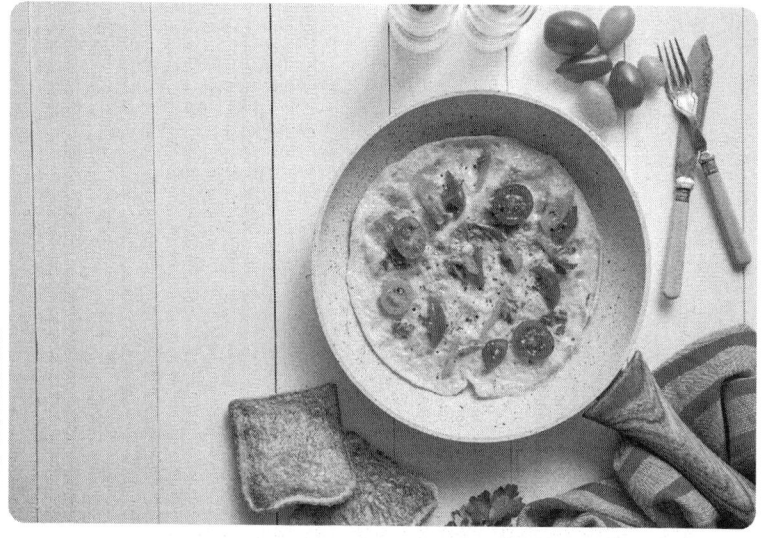

Omelete colorido

Rendimento
- 5 porções

Ingredientes
- 5 ovos
- 2 colheres de sopa de temperos secos
- 15 folhas de espinafre picadas
- 1 dente de alho
- 1 colher de sopa de cebola picada
- 1 colher de sopa de azeite de oliva

Modo de preparo

1. Em uma frigideira, refogue o alho e a cebola no azeite.
2. Junte o espinafre picado e deixe até murchar.
3. Acrescente os ovos já batidos e os temperos escolhidos.
4. Deixe que os dois lados fiquem dourados para servir.
5. **Observação:** Consulte seu nutricionista sobre a possibilidade de você consumir o espinafre desta receita. Ele pode ser substituído por outros temperos, como a salsinha.

Valores nutricionais do omelete colorido (porção de 60 g)

Calorias	86,6 kcal	Ferro	1,06 mg	Vitamina A (retinol)	78,6 mcg
Proteína	6,12 g	Potássio	126 mg	Vitamina B1 (tiamina)	0,04 mg
Carboidratos	1,31 g	Cálcio	42,8 mg	Vitamina B2 (riboflavina)	0,26 mg
Lipídios	6,21 g	Selênio	14,2 mcg	Vitamina B12 (cobalamina)	0,5 mcg
Fibra	0,37 g	Zinco	0,6 mg	Vitamina C (ácido ascórbico)	2,35 mg
Sódio	65,6 mg	Magnésio	16,69 mg	Vitamina E (tocoferol)	0,92 mg

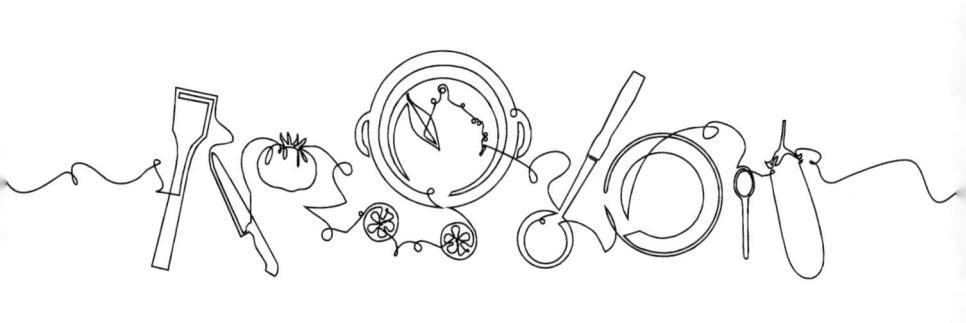

Considerações finais

Nesta obra, demonstramos como a gastronomia pode auxiliar na dietoterapia, principalmente no que tange à aceitação pelos indivíduos de um plano alimentar prescrito. Ao longo dos capítulos, buscamos apresentar informações importantes sobre como a arte da culinária pode auxiliar no desenvolvimento de receitas específicas para doenças e de que maneira essas técnicas podem se tornar estratégias poderosas de promoção à saúde.

É importante ressaltar que a união da nutrição com a gastronomia é uma tendência cada vez mais crescente no mundo da alimentação saudável. A nutrição é fundamental para garantir que nosso corpo receba todos os nutrientes essenciais para seu funcionamento adequado, ao passo que a gastronomia é responsável por tornar a comida saborosa e atraente. Quando essas duas áreas se unem, é possível criar refeições nutritivas e saborosas, que atendam às necessidades específicas de cada indivíduo. Os nutricionistas podem trabalhar com *chefs* e cozinheiros para desenvolver receitas saudáveis e atraentes, que possam ser utilizadas em diferentes contextos, como hospitais, escolas, restaurantes e, até mesmo, em casa.

Além disso, a união da nutrição com a gastronomia pode ajudar a promover a diversidade culinária, valorizando a cultura e os alimentos locais. Ao incorporar ingredientes e receitas tradicionais em pratos saudáveis e saborosos, é possível incentivar o consumo de alimentos frescos e saudáveis, além de preservar a diversidade cultural.

Destacamos, ainda, a importância do conhecimento básico referente às condições clínicas abordadas, bem como dos alimentos que devem ser consumidos ou evitados em cada quadro clínico estudado.

Esperamos que este livro possa contribuir para sua trajetória acadêmica e profissional.

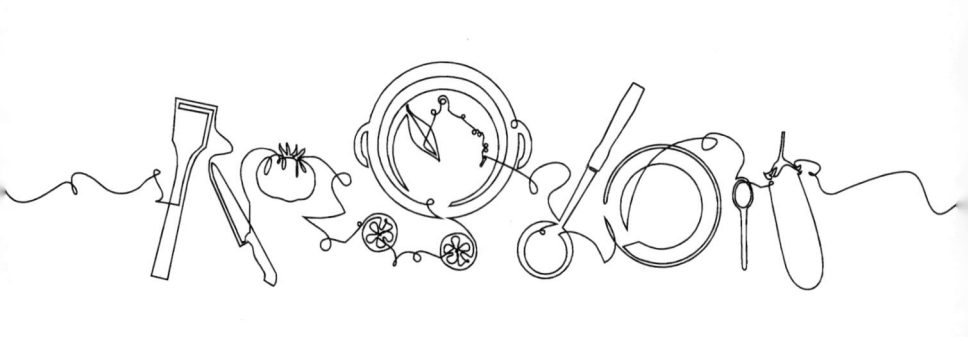

Lista de siglas

Asbran – Associação Brasileira de Nutrição
Braspen – Sociedade Brasileira de Nutrição Parenteral e Enteral
DCV – Doenças cardiovasculares
DM – Diabetes mellitus
DM1 – Diabetes mellitus tipo 1
DM2 – Diabetes mellitus tipo 2
DMG – Diabetes mellitus gestacional
DRA – Doença renal aguda
DRC – Doença renal crônica
GLP-1 – Glucagon-like peptide-1
HAS – Hipertensão arterial sistêmica
HDL-c – Lipoproteína de alta densidade
IDDSI – International Dysphagia Diet Standardisation Initiative (Iniciativa Internacional de Padronização de Dietas para Disfagia)
IMC – Índice de massa corporal
LDL-c – Lipoproteína de baixa densidade
PA – Pressão arterial
SBC – Sociedade Brasileira de Cardiologia
SBD – Sociedade Brasileira de Diabetes
SBN – Sociedade Brasileira de Nefrologia
SGLT-2 – Cotransportador de Glicose Sódica 2
TFG – Taxa de filtração glomerular
TG – Triglicerídeos

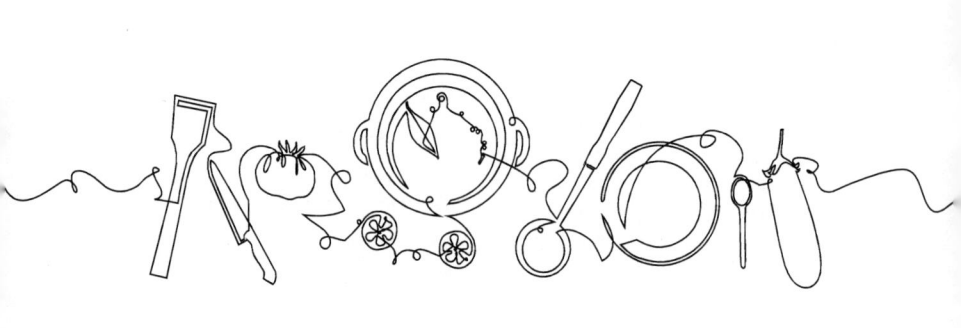

Referências

AGUIAR, L. K. et al. Fatores associados à doença renal crônica segundo critérios laboratoriais da Pesquisa Nacional de Saúde. **Revista Brasileira de Epidemiologia**, v. 23, p. 1-13, 2020. Disponível em: <https://www.scielo.br/j/rbepid/a/LsVwG3Rq3YRxLYRq6DCnY5Q/?format=pdf&lang=pt>. Acesso em: 13 set. 2023.

ALMEIDA, O. A. E. et al. Envolvimento da pessoa com doença renal crônica em seus cuidados: revisão integrativa. **Ciência & Saúde Coletiva**, v. 24, n. 5, p. 1689-1698, maio 2019. Disponível em: <https://www.scielo.br/j/csc/a/5jFFfz7Gr5smqk7Q7YLtLKG/?format=pdf&lang=pt>. Acesso em: 13 set. 2023.

BRASIL. Ministério da Saúde. Secretaria de Atenção à Saúde. Departamento de Atenção Especializada e Temática. **Manual de terapia nutricional na atenção especializada hospitalar no âmbito do Sistema Único de Saúde – SUS**. Brasília, DF, 2016. Disponível em: <https://bvsms.saude.gov.br/bvs/publicacoes/manual_terapia_nutricional_atencao_especializada.pdf>. Acesso em: 13 set. 2023.

BRASPEN – Sociedade Brasileira de Nutrição Parenteral e Enteral. **Diga não à desnutrição**. Disponível em: <https://www.diganaoadesnutricao.org/>. Acesso em: 13 set. 2023.

BRASPEN – Sociedade Brasileira de Nutrição Parenteral e Enteral; SBCM – Sociedade Brasileira de Clínica Médica; ASBRAN – Associação Brasileira de Nutrologia. **Recomendações nutricionais para adultos em terapia nutricional enteral e parenteral**. São Paulo; Brasília: AMB/CFM, 2011. (Projeto Diretrizes). Disponível em: <https://amb.org.br/files/_BibliotecaAntiga/recomendacoes_nutricionais_de_adultos_em_terapia_nutricional_enteral_e_parenteral.pdf>. Acesso em: 13 set. 2023.

CAMPOS, S. M. L. et al. Signs and Symptoms of Oropharyngeal Dysphagia in Institutionalized Older Adults: an Integrative Review. Literature Review. **Audiology Communication Research**, n. 27, p. 1-11, 2022. Disponível em: <https://www.researchgate.net/publication/358868162_Sinais_e_sintomas_de_disfagia_orofaringea_em_idosos_institucionalizados_revisao_integrativa>. Acesso em: 13 set. 2023.

DANTAS, R. O.; OLIVEIRA, L. Influência do modelo da seringa nos resultados do teste de fluxo para líquidos proposto pela International Dysphagia Diet Standardisation Initiative. **Revista Cefac**, v. 20, n. 3, p. 382-387, maio/jun. 2018. Disponível em: <https://www.scielo.br/j/rcefac/a/sNQQRbf7QKkGSkJkmfT6YzB/?lang=pt&format=pdf#:~:text=Conclu%C3%AD%2Dse%20que%20a%20seringa,como%20instrumento%20a%20seringa%20BD.>. Acesso em: 13 set. 2023.

DHA-SBC – Departamento de Hipertensão Arterial da Sociedade Brasileira de Cardiologia; SBH – Sociedade Brasileira de Hipertensão; SBN – Sociedade Brasileira de Nefrologia. **Diretrizes Brasileiras de Hipertensão Arterial**. 2020. Disponível em: <http://departamentos.cardiol.br/sbc-dha/profissional/pdf/Diretriz-HAS-2020.pdf>. Acesso em: 13 set. 2023.

DIRETRIZ BRASPEN de Terapia Nutricional no Paciente com Doença Renal. **Braspen Journal**, v. 36, n. 2, 2021. Disponível em: <https://www.asbran.org.br/storage/downloads/files/2021/07/diretriz-de-terapia-nutricional-no-paciente-com-doenca-renal.pdf>. Acesso em: 13 set. 2023.

IDDSI – International Dysphagia Diet Standardisation Initiative. **Diagrama IDDSI Completo Definições Detalhadas 2.0 | 2019**. Jul. 2019. Disponível em: <https://iddsi.org/IDDSI/media/images/Translations/Portuguese%20(Brazil)%20v2/Definicoes-Detalhadas-dos-Niveis-per-pair-review_-Sep_2021.pdf>. Acesso em: 13 set. 2023.

MENEZES FILHO, W. B. et al. A importância da abordagem da desnutrição na puericultura. COLÓQUIO ESTADUAL DE PESQUISA MULTIDISCIPLINAR, 6.; CONGRESSO NACIONAL DE PESQUISA MULTIDISCIPLINAR, 4.; FEIRA DE EMPREENDEDORISMO DA UNIFIMES, 3., 2022, Mineiros. **Anais**... Mineiros: Unifimes, 2022. Disponível em: <https://publicacoes.unifimes.edu.br/index.php/coloquio/article/view/1649#:~:text=A%20IMPORT%C3%82NCIA%20DA%20ABORDAGEM%20DA%20DESNUTRI%C3%87%C3%83O%20NA%20PUERICULTURA,-Autores&text=O%20intuito%20desse%20trabalho%20%C3%A9,Minist%C3%A9rio%20da%20Sa%C3%BAde%20e%20Pubmed.>. Acesso em: 13 set. 2023.

MOURA, J.; CATRINI, M. Corpo e linguagem: repercussões em um caso de disfagia. Relato de caso. **CoDAS**, v. 33, n. 3, p. 1-6, 2021. Disponível em: <https://www.scielo.br/j/codas/a/qMdnmHvCgXy9mkyq3vHqHjg/?format=pdf&lang=pt>. Acesso em: 13 set. 2023.

RIELLA, M. C.; MARTINS, C. **Nutrição e o rim**. 2. ed. Rio de Janeiro: Guanabara Koogan, 2013.

SANTOS, R. M. et al. Prevalência de dislipidemia e sua relação com condições sociodemográficas, de saúde e de comportamento entre usuários da atenção primária à saúde. **Brazilian Journal of Health Review**, Curitiba, v. 5, n. 2, p. 7353-7370, mar./abr. 2022. Disponível em: <https://ojs.brazilianjournals.com.br/ojs/index.php/BJHR/article/view/46898/pdf>. Acesso em: 13 set. 2023.

SBC – Sociedade Brasileira de Cardiologia. Atualização da Diretriz Brasileira de Dislipidemias e Prevenção da Aterosclerose – 2017. **Arquivos Brasileiros de Cardiologia**, v. 109, n. 1, ago. 2017. Disponível em: <https://abccardiol.org/wp-content/uploads/articles_xml/0066-782X-abc-109-02-s1-0001/0066-782X-abc-109-02-s1-0001.x55156.pdf>. Acesso em: 13 set. 2023.

SBD – Sociedade Brasileira de Diabetes. **Diretriz da Sociedade Brasileira de Diabetes**. 2023. Disponível em: <https://diretriz.diabetes.org.br>. Acesso em: 13 set. 2023.

SILVEIRA, V. N. C.; PADILHA, L. L.; FROTA, M. T. B. A. Desnutrição e fatores associados em crianças quilombolas menores de 60 meses em dois municípios do Estado do Maranhão, Brasil. **Ciência & Saúde Coletiva**, v. 25, n. 7, p. 2583-2594, 2020. Disponível em: <https://www.scielo.br/j/csc/a/k7BZQDYtXR7yfWJstgtqgPQ/?format=pdf&lang=pt>. Acesso em: 13 set. 2023.

SIQUEIRA, R. A. **Diabetes melito**. Rio de Janeiro: Rubio, 2020.

VALENÇA, S. E. O. et al. Prevalência de dislipidemias e consumo alimentar: um estudo de base populacional. **Ciência & Saúde Coletiva**, v. 26, n. 11, p. 5765-5776, 2021. Disponível em: <https://www.scielo.br/j/csc/a/dTHDNGr7mrMRKcM7KpB36vR/?format=pdf&lang=pt>. Acesso em: 13 set. 2023.

VASCONCELOS, M. I. L. et al. Nutrição e doença renal crônica (DRC): apresentação das novas recomendações e padrões alimentares conforme as últimas evidências científicas. **Research, Society and Development**, v. 10, n. 6, 2021. Disponível em: <https://www.researchgate.net/publication/351986773_Nutricao_e_doenca_renal_cronica_DRC_Apresentacao_das_novas_recomendacoes_e_padroes_alimentares_conforme_as_ultimas_evidencias_cientificas>. Acesso em: 13 set. 2023.

YOUNES-IBRAHIM, M. O rim: função, células e biomarcadores. **Brazilian Journal of Nephrology**, v. 43, n. 1, p. 3-4, jan./mar. 2021. Disponível em: <https://www.scielo.br/j/jbn/a/qrJHs5MY8GJtXzHtQvbDywh/?format=pdf&lang=pt>. Acesso em: 13 set. 2023.

Sobre os autores

Ana Paula Garcia Fernandes dos Santos é mestra em Alimentação e Nutrição (2022) pela Universidade Federal do Paraná (UFPR), pós-graduada em Vigilância Sanitária e Controle de Qualidade Aplicado na Produção de Alimentos (2020) pela Pontifícia Universidade Católica do Paraná (PUCPR) e graduada em Nutrição (2018) pela UFPR. Atualmente, é coordenadora do curso de Gastronomia do Centro Universitário Internacional Uninter e conselheira do Conselho Regional de Nutricionistas da Oitava Região (CRN8).

Alisson David Silva é doutorando em Ciências Farmacêuticas na Universidade Federal do Paraná (UFPR) e mestre em Alimentação e Nutrição (2020) pela mesma instituição. É especialista em Nutrição Esportiva (2018) pelas Faculdades Integradas Espírita (Fies) e graduado em Nutrição pela mesma instituição. Além disso, é formado em Agronomia (2010) pela Pontifícia Universidade Católica do Paraná (PUCPR). Atualmente, é professor do curso de Nutrição do Centro Universitário Internacional Uninter.

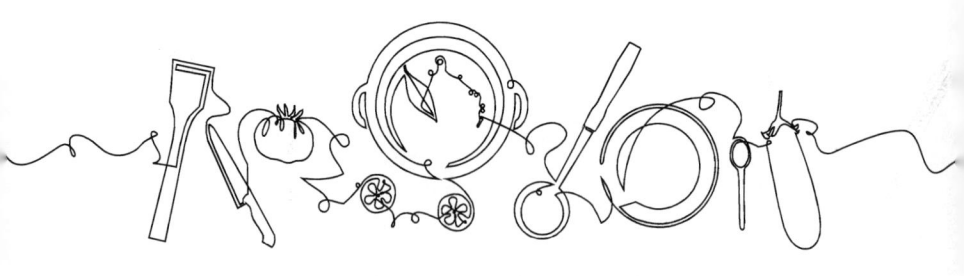

Impressão:
Janeiro/2025